AF501436

QUINZE LEÇONS

D'ANATOMIE PRATIQUE

TOURS, IMP. DESLIS FRÈRES, 6, RUE GAMBETTA.

QUINZE LEÇONS
D'ANATOMIE PRATIQUE

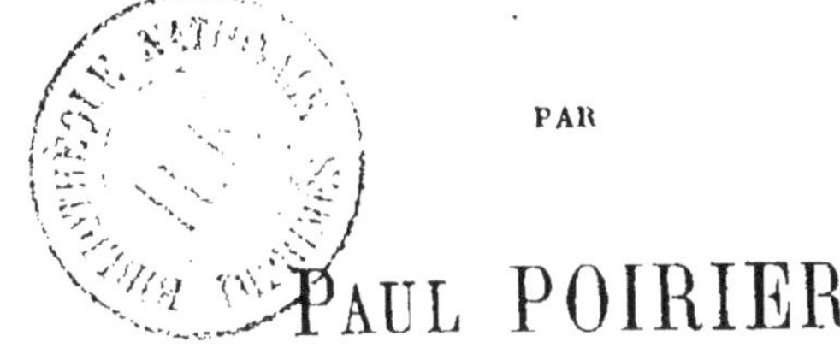

PAR

PAUL POIRIER

PROFESSEUR AGRÉGÉ A LA FACULTÉ DE MÉDECINE
CHEF DES TRAVAUX ANATOMIQUES
CHIRURGIEN DES HÔPITAUX

RECUEILLIES PAR MM.
FRITEAU ET JUVARA
EXTERNES DES HÔPITAUX

TROISIÈME ÉDITION REVUE ET CORRIGÉE

Avec 84 schémas dans le texte

PARIS
VIGOT FRÈRES, ÉDITEURS
23, PLACE DE L'ÉCOLE-DE-MÉDECINE, 23

1898

Nous avons pensé faire œuvre utile en publiant ces leçons; elles ont été rédigées, presque sténographiées, après chaque cours ; nous nous sommes efforcés de leur conserver la forme vivante, originale, hachée par l'acte opératoire, sous laquelle elles ont été faites. Nos dessins n'ont d'autre prétention que de reproduire les schémas que notre maître esquissait au tableau, « frappant en même temps l'œil et l'oreille pour mieux entrer, pénétrer et rester ».

F. J.

Messieurs,

Pour mettre à nu extemporanément un organe ou une partie d'organe, « pour faire une découverte », comme vous dites, il faut :

a) une pince, qui pince (la pince de Rambaud est la meilleure) ;

b) une sonde cannelée, solide, résistante, et non pas un bout de fer qui s'infléchit sous le doigt ;

c) un bistouri qui coupe ;

d) des écarteurs (vous vous en munissez quelquefois, mais vous les utilisez bien rarement) ;

e) de la réflexion et du sang-froid.

Je ne parle pas des connaissances anatomiques ; il va san s dire que vous en êtes munis.

Tels sont les instruments nécessaires ; voici maintenant quelques indications générales sur la manière de procéder.

Une « mise à nu » étant demandée, vous ne devez commencer la recherche qu'après un temps de réflexion pendant lequel, après avoir mentalement répété la question, vous repassez en vous la situation et les rapports de l'organe à mettre au jour. Ceci fait, il n'est pas encore temps de prendre le scalpel : il faut au préalable étudier la région sur laquelle vous allez opérer; rechercher, trouver et fixer les points de repère que vous utiliserez.

Alors seulement vous serez en droit de couper, et je suis certain que vous mènerez à bien cette mise à nu ainsi préparée, déjà presque faite.

Procédez lentement pour procéder sûrement, et gardez le sang-froid chirurgical.

Je vous dirai encore : faites des incisions grandes, trop grandes; vous n'êtes encore que des chirurgiens novices; plus tard, en vous enseignant les procédés de la médecine opératoire, nous vous apprendrons à régler l'étendue de vos incisions suivant les nécessités. Pour l'instant, il importe surtout de bien voir.

Sachez vous faire aider ; veillez à ce que l'aide tienne et maintienne en position la région sur laquelle vous opérez.

Placez toujours des écarteurs, et placez-les vous-mêmes pour éviter qu'un aide inattentif ou ignorant cueille dans son écarteur l'artère ou le nerf à la recherche duquel vous êtes partis.

Je vous prie instamment de ne point introduire dans les plaies que vous ferez, un, deux ou cinq doigts (quelquefois les deux mains; — ça se voit, je vous l'assure) pour rechercher l'organe demandé. La manœuvre est disgracieuse, sale, inutile et dangereuse. Que si vous vous en fiez à la sensation perçue par votre doigt pour distinguer un nerf d'une artère ou d'une veine, il vous arrivera de ramener souvent un *cordon* nerveux à la place de la *tresse* artérielle que votre doigt avait cru reconnaître. Que si, sur la foi des renseignements donnés par ce doigt explorateur, vous vous mettez en devoir d'isoler une artère dans la profondeur, vous aurez trop souvent le désagrément de déchirer la veine voisine ; je l'ai vu faire cent fois et par les plus habiles. Il n'est point d'opérateur qui n'ait ramené, par ce procédé du doigt, un cordon du plexus brachial à la place de l'artère sous-clavière, ou déchiré la veine sous-clavière, quand il croyait dénuder l'artère. Il ne faut dénuder, charger et lier un organe qu'après l'avoir vu : le doigt fatigué trompe ; l'œil ne trompe pas. Conclusion : éclairez vos plaies dans la profondeur en apprenant à vous servir des écarteurs. Ne dénudez, ne liez qu'après avoir vu. « Regardez, n'y touchez pas », disait malicieusement le professeur Trélat. — « Vingt coups d'œil pour un coup de doigt, » répète imperturbablement le professeur Guyon.

Un dernier conseil : il vous arrivera, au cours de la recherche d'un organe, de vous tromper, de vous égarer... Alors, ne vous troublez pas ; surtout, ne vous obstinez pas à toujours chercher à l'endroit où l'organe demandé n'est pas ou n'est plus. Enlevez d'abord les écarteurs sous l'un desquels est peut-être l'organe cherché. Recommencez l'opération ; revenez à votre plaie cutanée ; voyez si elle est en bonne place ; reconnaissez ensuite vos différents points de repère ; refaites en le vérifiant ou en le rectifiant le chemin parcouru, et, cette fois, l'opération sera bonne.

Que si, cette fois encore, l'organe vous échappe, réfléchissez à ses anomalies les plus fréquentes et cherchez-le aux points où il peut être anormalement.

En résumé, ne considérez point la mise à nu d'un organe comme un tour de force, une sorte d'escamotage, qu'il faut exécuter rapidement, brillamment ; dites-vous, au contraire, qu'il s'agit d'une opération chirurgicale au cours de laquelle, agissant avec prudence et sans faux pas, vous êtes appelé à faire la preuve de vos connaissances anatomiques.

Je veux terminer ce court préambule en disant : habituez-vous aux explorations sur le corps entier : — apprenez à reconnaître sous la peau les saillies osseuses, les muscles;

ne négligez, à l'hôpital, aucune des occasions qui vous sont offertes de vous habituer à l'exploration et à la reconnaissance sur le vivant des organes étudiés dans nos pavillons ; faites l'éducation de vos mains ; — apprenez à vos pulpes à sentir : c'est le *doigté chirurgical;* plus tard, en clinique, vos diagnostics seront plus faciles et plus sûrs, vos actes opératoires plus rapides et plus efficaces.

MEMBRE SUPÉRIEUR

I. — ÉPAULE

Exploration. — Interligne sterno-claviculaire. — L'interligne sterno-claviculaire bâille et devient visible sur les sujets maigres lorsque l'épaule est fortement portée en arrière ; il est toujours facile à sentir sur les sujets gras à 3 centimètres de chaque côté de la ligne médiane, au niveau de la fourchette sternale, et sur la même ligne transversale. — Quelques mouvements imprimés à l'épaule assurent la reconnaissance.

L'épaule étant fortement déjetée en dehors et en arrière, l'interligne bâille et reçoit le bistouri. — Il est croisé en avant par le tendon sternal du sterno-cléïdo-mastoïdien, qui, lorsqu'il est condensé en corde, imprime sa trace sur l'extrémité interne de la clavicule. Il répond en arrière, sur un premier plan, à une couche musculaire formée par les muscles sterno-cléïdien-hyoïdien et sterno-thyroïdien, disposés en deux minces lamelles (Voy. sch. 1) ; — plus profondément, on trouve : à droite, la bifurcation du tronc artériel brachio-céphalique ; à gauche, l'artère carotide primitive et l'artère sous-clavière, cette dernière plus profonde. Les confluents veineux, formés par la réunion des veines jugulaire et sous-clavière, sont plus en dehors ; ils ne répondent donc point à l'interligne sterno-claviculaire, mais à la face postérieure de l'extrémité interne de la clavicule (Vérifiez sur le schéma 1) ; une longue aiguille enfoncée dans l'interligne perce les artères, laissant les veines en dehors d'elle.

Interligne omo-claviculaire. — Répondant à un travers de pouce en dedans du sommet de l'acromion, il est souvent marqué par un ressaut dû à la saillie de l'extrémité externe de la clavicule. Il est dirigé d'avant en arrière, un peu de haut en bas et de dehors en dedans ; car la clavicule *repose* sur l'acromion. La pulpe du pouce gauche, placée sur la région, reconnaît bien l'interligne, surtout si la main droite imprime des mouvements à la clavicule. L'interligne

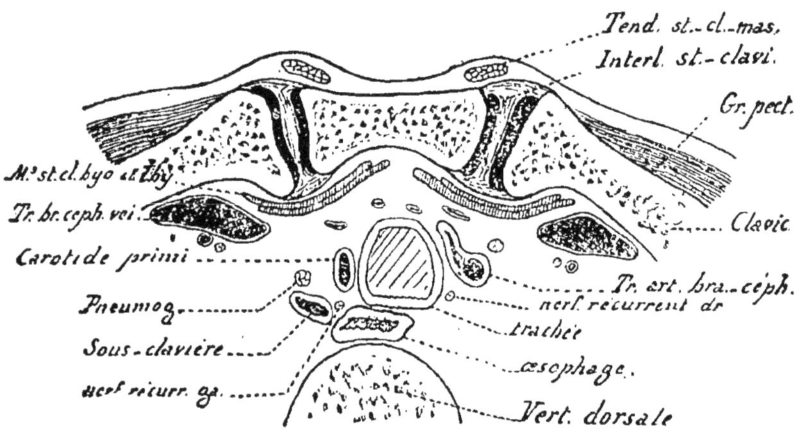

Sch. 1. — *Coupe horizontale passant par les articulations sterno-claviculaires.*

étant marqué d'un coup d'ongle, le bistouri est facilement enfoncé de *haut en bas* et *de dehors en dedans* dans l'articulation.

Reconnaître l'apophyse coracoïde. — Située à un travers de doigt au-dessous du tiers externe de la clavicule, l'apophyse coracoïde est visible sur les sujets maigres ; chez les gras, il faut la chercher ; le mieux est alors de remonter, avec l'index fortement appuyé, le sillon pectoro-brachial, le bras étant rapproché du corps. Le doigt explorateur heurte le sommet de l'apophyse coracoïde, un peu avant d'arriver à la clavicule. — Pincez cette éminence de haut en bas et transversalement ; immédiatement en dehors d'elle, vous sentez la tête humérale. Entre l'apophyse et la tête, enfoncez la pulpe de l'index, vous serez vite arrêté ; concluez : la tête humérale confine à la coracoïde, mais se trouve tout entière en dehors d'elle : elle est *extra-coracoïdienne.* — Répétez souvent cette exploration difficile, fort instructive ; vous aurez ainsi appris à diagnostiquer une luxation de

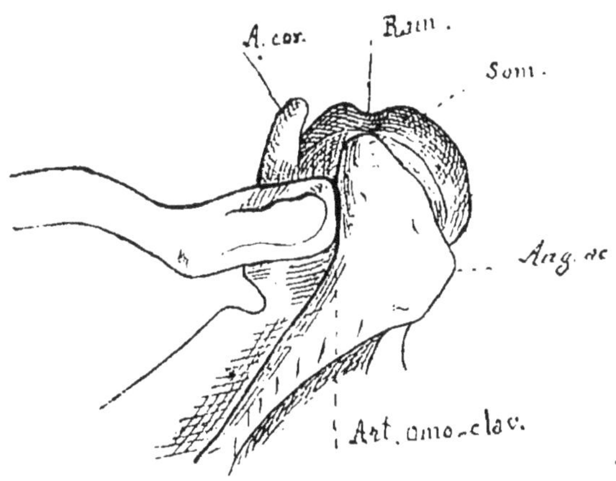

Sch. 2. — *Squelette de l'épaule.*

l'épaule et à reconnaître sa variété. Pendant que votre pulpe est dans le sillon huméro-coracoïdien, imprimez des mouvements de rotation à l'humérus, et vous sentirez sa petite tubérosité rouler sous votre doigt, à la condition que le bras soit dans une position intermédiaire à la pronation et à la supination. Remplacez votre doigt par un bistouri : il pénétrera dans l'**interligne scapulo-huméral.**

Reconnaître l'angle de l'acromion. — Suivez de dedans en dehors l'épine de l'omoplate ; vers son tiers externe, elle manque brusquement sous le doigt : c'est que, de transversale, elle est devenue antéro-postérieure prenant à ce niveau le nom d'*acromion ;* le point de rencontre de ces deux parties forme l'*angle de l'acromion.* Situé sur la région postérieure de l'épaule, cet angle est très saillant. Au-dessous de cet angle, le doigt plonge dans une dépression, la *dépression sous-acromiale;* habituez-vous à reconnaître cette dépression *normale*, que comblent les luxations scapulo-humérales postérieures et que les luxations antérieures augmentent.

Reconnaître le sommet de l'acromion. — A deux travers de doigt en avant de l'angle acromial, il forme le sommet de l'angle omo-claviculaire, — mais non le sommet du moignon de l'épaule, car il est débordé en dehors par la tête humérale ; un bistouri enfoncé perpendiculairement au ras du sommet de l'acromion pénètre dans le tiers externe de la tête humérale (Voy. sch. 2).

Saisir la tête humérale. — Entre le pouce placé immédiatement en dehors de la coracoïde, et l'index plongé dans la dépression sous-acromiale, vous prenez et mobilisez la tête humérale.

Situation de la tête humérale. — Elle ne répond pas au sommet de la ceinture omo-claviculaire, mais à la partie antérieure de ce sommet (Voy. sch. 2).

Gouttière bicipitale. — Creusée par le passage du tendonde la longue portion du biceps, elle a deux lèvres et un interstice. La lèvre antérieure ou externe donne insertion au grand pectoral et plus bas au deltoïde; la lèvre interne, au grand rond ; le fond est parcouru obliquement par l'insertion du grand dorsal.

La lèvre interne conduit à la petite tubérosité qui donne attache au gros tendon du muscle sous-scapulaire. La lèvre externe conduit à la grosse tubérosité qui présente trois facettes : la supérieure frappée par le sus-épineux ; la moyenne plus large que le tendon sous-épineux ; la postérieure par le tendon du petit rond (Voy. sch. 3 et 4).

M. à n. — Laissez la tête humérale d'avant en arrière entre le pouce et l'index ; votre pouce, placé en avant, prend connaissance d'un sillon vertical qui est la coulisse bicipitale ;

avec la main gauche imprimez à l'humérus des mouvements de pronation et de supination pour assurer les sensations que recueille votre pouce droit.

Veine céphalique. — Née de la réunion de la radiale et de la médiane céphalique, cette veine est sous-cutanée dans les deux tiers inférieurs du bras. Au niveau de l'insertion du deltoïde, elle devient sous-aponévrotique et chemine dans l'interstice pectoro-deltoïdien. Plus haut, elle traverse l'aponévrose clavi-coraco-axillaire

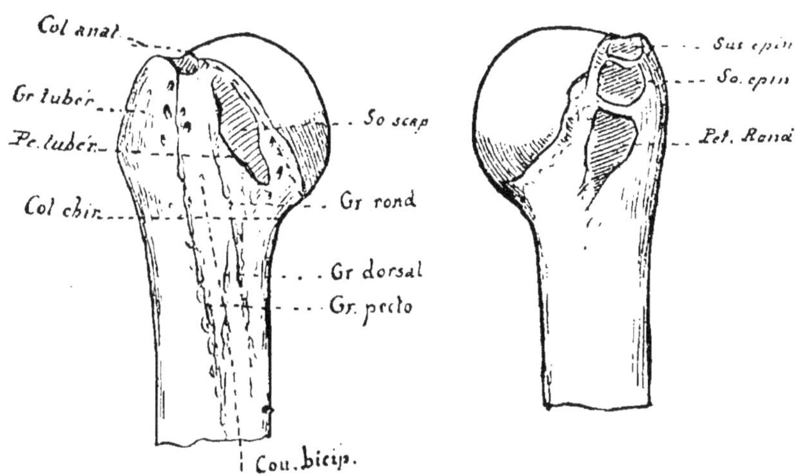

Sch. 3. — *Tête humérale* (face antér.). Sch. 4. — *Tête humérale* (face post.).

et se jette dans la veine axillaire, immédiatement au-dessous de la clavicule.

M. à n. — Abaissez une incision verticale du sommet de la coracoïde vers l'aisselle; cette incision croise l'interstice pectoro-deltoïdien que vous reconnaissez et dans lequel vous trouvez par une dissection prudente la veine céphalique quelquefois profonde, et la *petite branche de l'artère acromio-thoracique* qui l'accompagne.

Muscle sous-clavier. — Ce muscle prend naissance dans la gouttière de la face inférieure de la clavicule, et va, d'autre part, insérer son *tendon arrondi*, *très résistant*, à la jonction de la première côte et de son cartilage. — Il est *sous-claviculaire* et doit être cherché *sous* la clavicule (Voy. sch. 5).

M. à n. — A 1 centimètre au-dessous du bord antérieur de la clavicule (ce bord élargi, martelé par l'incision du grand pectoral est une vraie face), incisez la peau parallèlement à ce bord, de la coracoïde au sternum; — coupez l'insertion claviculaire du grand pectoral ; la lèvre inférieure de la plaie s'abaisse ; — relevez la lèvre supérieure pour apercevoir l'aponévrose clavi-caroco-axillaire, toujours épaisse, surtout en dehors ; — incisez cette aponévrose tout le long de la clavi-

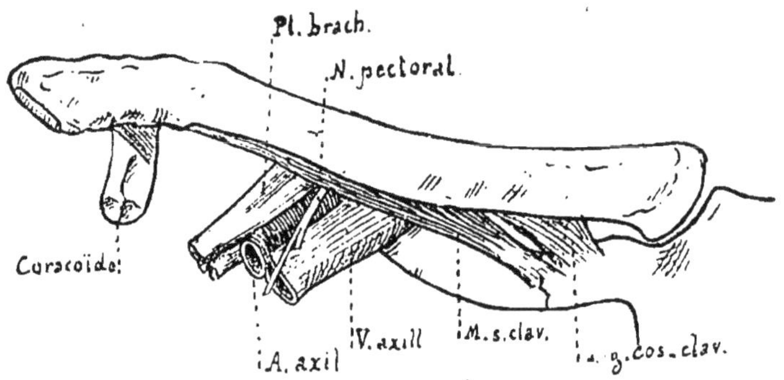

Sch. 5. — *Muscle et paquet vasculo-nerveux sous-clavier.*

cule ; le corps charnu du muscle apparaît ; deux coups de sonde cannelée, suivant son bord inférieur, vous conduisent à l'insertion tendineuse.

Vaisseaux et nerfs sous-claviers. — L'artère sous-clavière, née de la crosse de l'aorte à gauche, du tronc brachio-céphalique à droite, croise obliquement la face inférieure de la clavicule ; au niveau du bord antérieur de cet os, elle prend le nom d'artère axillaire et répond au milieu de ce bord.

La *veine axillaire* est en dedans ; le *paquet nerveux* en dehors, veine et nerfs sont sur un plan un peu plus superficiel que l'artère. Du plexus brachial se détache un petit filet destiné au grand pectoral ; il se dirige en bas et en dedans, passant au-devant de l'artère (Voy. sch. 5).

M. à n. — Un billot, placé longitudinalement sous la colonne dorso-cervicale, permet de rejeter en arrière l'épaule sur laquelle on opère. Gardez-vous de négliger cette manœuvre qui étale la région sous-clavière dans laquelle vous allez opérer.

Déterminez le milieu de la clavicule. A 1 centimètre au-dessous de cet os, faites l'incision recommandée pour la mise à nu du sous-clavier; coupez le chef claviculaire du grand pectoral, reconnaissez, dégagez et incisez l'aponévrose coraco-clavi-axillaire.

La lèvre inférieure de la plaie étant fortement abaissée (écarteur), vous pouvez voir se dégager de la face inférieure du muscle sous-clavier le paquet vasculo-nerveux; agissez, au grand jour, de la pince et de la sonde cannelée pour isoler ses éléments confondus; vous reconnaîtrez dans l'angle externe de la plaie les gros cordons blancs du plexus; la grosse veine, noirâtre dans l'angle interne; entre les deux, le petit filet nerveux du grand pectoral croise l'artère placée sur un plan plus profond.

Évitez de fourrager avec les doigts dans la plaie, sous prétexte de chercher l'artère sur le plan résistant de la première côte; faites écarter largement, travaillez de la pince et de la sonde cannelée, sous le contrôle de votre œil, et ne chargez qu'après avoir vu.

Muscles de l'apophyse coracoïde. — Ils sont au nombre de 3 : deux s'insèrent sur son sommet en dos d'âne : 1° le *court biceps*, sur le versant externe ; 2° le *coraco-brachial*, sur le versant interne ; — le troisième, *petit pectoral*, s'insère sur le bord thoracique et la face claviculaire de l'apophyse.

La courte portion du biceps va se réunir à la longue portion. Le coraco-brachial va se fixer à la partie moyenne de la face interne de l'humérus. Le petit pectoral va aux 3e, 4e et 5e côtes. Les tendons du court biceps et du coraco-brachial sont intimement fusionnés. Ils sont tous deux placés, comme le long biceps, entre le deltoïde et le grand pectoral qui sont en avant, le grand dorsal et le grand rond qui sont en arrière. L'un et l'autre sont séparés de l'articulation scapulo-humérale par le sous-scapulaire. Quant au petit pectoral, il est recouvert par le grand pectoral et le deltoïde.

M. à n. — *a*) Biceps et coraco-brachial. — Du sommet de la coracoïde, faites, en descendant vers le bord interne du bras, une incision à peu près verticale, qui coupe, après la peau, le tiers antérieur du deltoïde et tout le grand pectoral, à la jonction de sa portion musculaire avec sa portion tendineuse. Écartez les deux lèvres de la plaie : la masse coraco-bicipitale s'offre aux yeux ; ses deux parties sont malaisées à séparer. L'externe, exclusivement tendineuse, répond à la

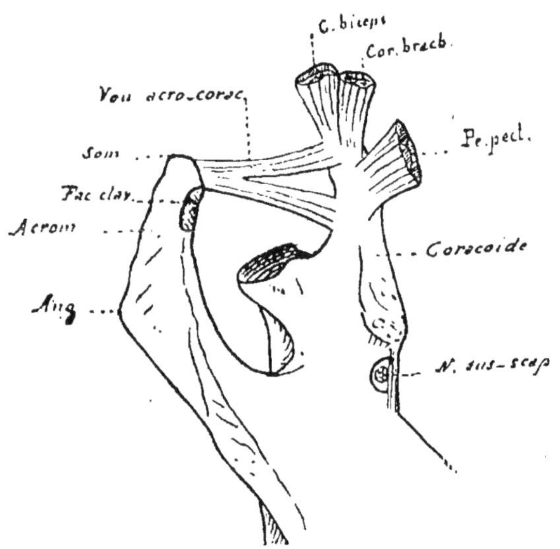

Sch. 6. — *Voûte acromio-coracoïdienne.* — Insertions musculaires à l'apophyse coracoïde.

courte portion du biceps ; l'interne, de couleur rosée, par le mélange des fibres tendineuses et musculaires, est formée par le coraco-brachial.

b) **Muscle petit pectoral.** — Du sommet de la coracoïde, faites une longue incision, coupant obliquement la région sous-clavière et descendant jusqu'au 4e cartilage costal. Après la peau, coupez le grand pectoral, très mince dans la partie interne de l'incision, plus épais dans la partie externe ; au-dessous de lui, vous trouvez le petit pectoral ; — entre les deux muscles, vous rencontrez les vaisseaux et nerfs du grand pectoral.

Voûte acromio-coracoïdienne. — Elle est formée par le très solide ligament acromio-coracoïdien, allant du bord externe ou acromial de la coracoïde au sommet de l'acromion.

M. à n. — Cette voûte peut être aisément sentie et accrochée sur l'épaule entière. Pour cela, il faut enfoncer la pulpe du pouce entre l'apophyse coracoïde et le sommet de l'acromion, le plus près possible de la clavicule ; le doigt heurte profondément un plan résistant, qui l'empêche d'aller plus loin : c'est la voûte acromio-coracoïdienne.

Pour la découvrir, faites jouer la pulpe du doigt sur son bord externe, tranchant; si le sujet n'est point trop gras, vous accrocherez facilement ce bord, au-dessous duquel le doigt tombe dans un sillon profond, et plus bas sur la tête humérale.

Ayant ainsi trouvé et reconnu la voûte acromio-coracoïdienne, faites une incision allant du sommet de l'acromion vers la coracoïde; coupez la partie sous-jacente du deltoïde : écartez les lèvres musculaires; la voûte acromio-coracoïdienne apparaît, fibreuse, nacrée.

Ligaments coraco-claviculaires. — Ils sont au nombre de deux : le *trapézoïde*, antérieur, véritable haie fibreuse, s'insère en bas à la moitié postérieure de la face claviculaire de la coracoïde, d'où il se dirige en haut et en dehors pour gagner les rugosités qui hérissent la face inférieure de la clavicule, près de son extrémité externe. Le *conoïde*, postérieur, se fixe par son sommet sur le tubercule de la base de la coracoïde, et par sa base épanouie à un croissant tuberculeux situé sur le bord postérieur de la clavicule (Voy. sch. 7).

M. à n. — Trapézoïde. — Incisez la peau sous la moitié externe de la clavicule, à égale distance du bord antérieur de cet os et de la coracoïde; sectionnez le deltoïde sous-jacent; abaissez fortement la lèvre inférieure de l'incision ; détachez avec la pince et le bistouri la masse cellulo-graisseuse placée sous la clavicule, entre la face inférieure de cet os et la coracoïde; vous ouvrirez, chemin faisant, une large bourse séreuse;

l'excavation sous-claviculaire que vous aurez ainsi creusée est limitée en dehors par le ligament trapézoïde, haie fibreuse, épaisse, que vous pouvez alors voir et pincer. Tout au fond de l'excavation est le lig. conoïde, continu avec le précédent.

On voit mieux ce dernier en procédant comme ci-après.

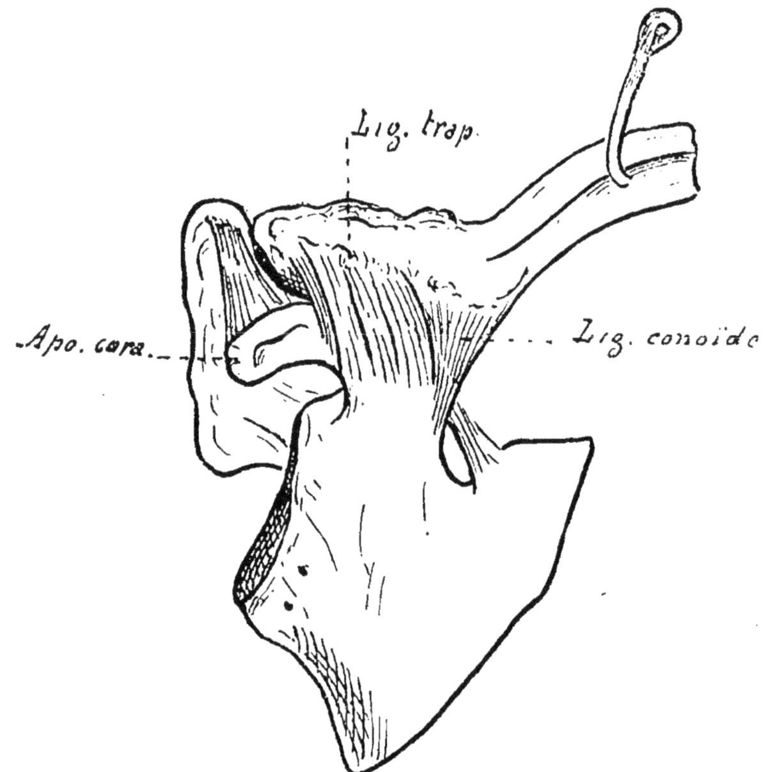

Sch. 7. — *Ligaments coraco-claviculaires.*

Conoïde. — Le sujet étant placé dans le décubitus latéral, reconnaissez le bord postérieur de la clavicule et, sur le tiers externe de ce bord, cherchez le tubercule d'insertion principal de ce ligament.

Par une incision curviligne, concave en avant, parallèle au bord postérieur tuberculeux de la moitié externe de la clavicule, coupez la peau au ras de la clavicule; coupez ensuite l'insertion, très épaisse, du trapèze. Relevez la clavicule en avant à l'aide d'un écarteur ; vous mettrez à nu, dans la profondeur, la face postérieure du ligament conoïde.

Un élève, sûr de lui, pourra mettre en évidence ces deux ligaments, par une opération plus brillante : ayant circonscrit par une incision en fer à cheval, tout le tiers externe de la clavicule et détaché les insertions du deltoïde et du trapèze, il désarticulera, d'un coup de scalpel dans l'interligne acromio-claviculaire, l'extrémité externe de la clavicule ; et, soulevant l'os solidement pris dans un davier, il montrera l'appareil ligamenteux qui relie la clavicule à la coracoïde.

J'ai décrit, dans l'épaisseur de ces ligaments, deux petites bourses séreuses (P. Poirier, *Journal de l'Anatomie*, 1890).

Tendon du long biceps. — Logé dans la coulisse bicipitale, il pénètre dans l'articulation scapulo-humérale et contourne la tête de l'humérus pour aller s'insérer au *tubercule* du pôle supérieur de la glène de l'omoplate.

M. à n. — Incisez la peau du moignon de l'épaule le long de la coulisse bicipitale que vous savez maintenant reconnaître (Voir page 7) ; sectionnez le deltoïde et le tendon du grand pectoral. La coulisse apparaît longeant le tendon de la longue portion du biceps.

Grand pectoral, grand dorsal, grand rond. — **M. à n.** — La même incision prolongée en bas permet de montrer : 1° l'insertion du grand pectoral à la lèvre antérieure de la coulisse ; 2° l'insertion du grand dorsal traversant obliquement le fond de la gouttière ; 3° l'insertion du grand rond à la lèvre postérieure ou interne. — L'enroulement de ces deux dernières lames tendineuses autour de l'humérus forme, entre elles, une bourse séreuse constante et très large.

Vaisseaux et nerf circonflexes. — L'*artère circonflexe postérieure*, qui naît de l'axillaire, passe sous le sous-scapulaire et s'engage dans un espace quadrangulaire limité par : le petit rond en haut, le grand rond en bas, le long triceps en dedans et l'humérus en dehors. — Elle décrit trois quarts de cercle autour du col chirurgical de l'humérus, et s'épuise dans le deltoïde.

Le *nerf circonflexe* naît de ce gros cordon postérieur du plexus brachial qui fournit aussi le radial. Il anime le petit rond, le deltoïde, et fournit un rameau cutané qui contourne le bord postérieur du deltoïde ; il est situé un peu au-dessus de l'artère circonflexe, dont il est satellite.

M. à n. — Le sujet étant placé dans le décubitus latéral, et le bras, fléchi à angle droit, rejeté sur la face antérieure du thorax, reconnaissez le bord postérieur du deltoïde, et incisez la peau sur toute la longueur de ce bord ; dégagez et faites relever le muscle, sous la face profonde duquel vous découvrirez, vers le milieu de la plaie, les vaisseaux et le nerf circonflexes.

II. — AISSELLE

Sillon à deux parois, l'une externe, l'autre interne, quand le bras est pendant le long du thorax ; l'aisselle devient une pyramide quadrangulaire quand le bras est porté dans l'abduction à angle droit.

La *paroi antérieure* est alors constituée par le grand pectoral ; — la *postérieure*, par le sous-scapulaire et le grand dorsal contournant le grand rond ; — l'*interne*, par le thorax montrant les digitations du grand dentelé, sur lesquelles descendent le nerf du grand dentelé et les vaisseaux mammaires externes ; — l'*externe*, par la face interne du bras. — Au fond le bout des doigts est pincé entre le thorax et la tête humérale.

Les cordons du plexus brachial, étalés de haut en bas dans le triangle inter-scalénique, se ramassent au niveau du détroit costo-claviculaire par lequel ils pénètrent dans l'aisselle. Dans le creux axillaire ils s'écartent et se disposent autour de l'artère de la façon suivante : en avant le médian, en dedans le brachial cutané interne et le cubital, en arrière le radial et le circonflexe, en dehors le musculo-cutané.

Paroi externe. — **M. à n.** — Écartez le bras du corps ; des incisions parallèles, échelonnées sur cette face, permettent de mettre à nu, successivement d'avant en arrière : 1° le *coraco-brachial*, contigu au bord inférieur et à la face postérieure du grand pectoral; — 2° immédiatement au-dessous, le *nerf médian;* — 3° immédiatement en arrière et au-dessous

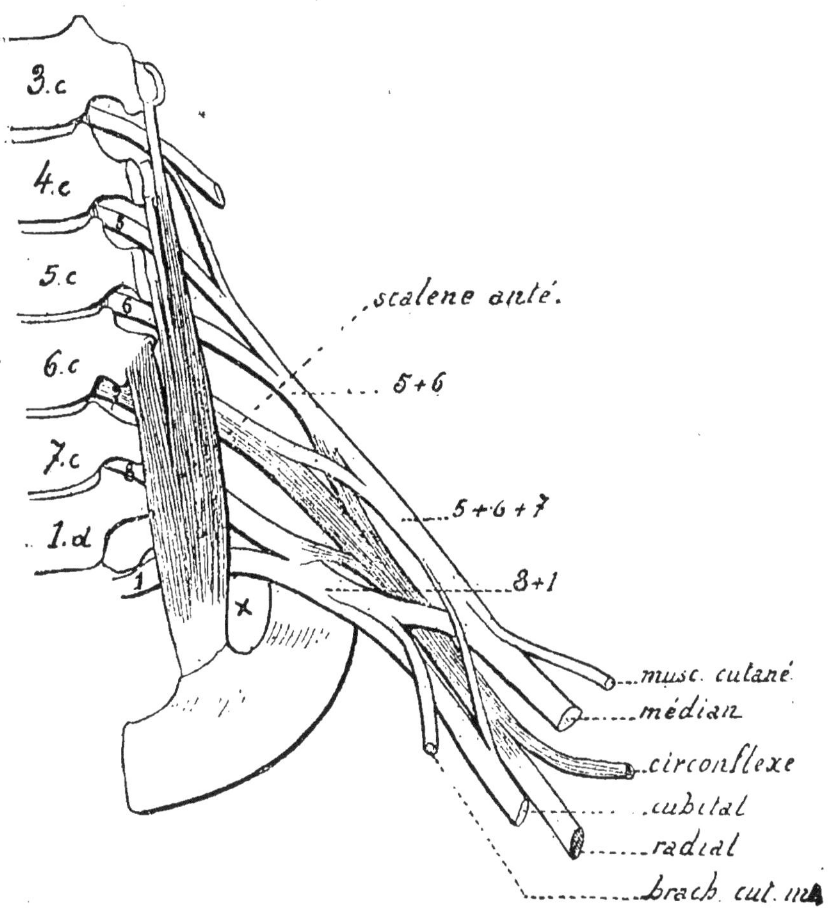

Sch. 8. — *Le plexus brachial* (Constitution; branches terminales).

du médian, l'*artère axillaire;* — 4° le *nerf cubital*, en avant duquel se trouve le *brachial cutané interne;* — 5° la *veine axillaire;* — 6° sur un plan plus profond, le gros tronc du *nerf radial*, duquel se détache un peu haut dans l'aisselle le *nerf circonflexe*. — Ces organes sont étagés en deux plans :

a) un plan superficiel, présentant le médian, le cubital, le brachial cutané interne et la grosse veine axillaire; *b*) un plan profond, présentant l'artère axillaire et derrière celle-ci le nerf radial et le nerf circonflexe.

Ayez soin, dans ces mises à nu, quel que soit l'organe demandé, de reconnaître les organes voisins; aidez-vous des écarteurs, indispensables ici plus que jamais. Pour mettre à nu l'artère axillaire, incisez tout près du grand pectoral dont le bord inférieur, tendu par l'abduction du bras, est si facile à reconnaître; reconnaissez le n. médian; dégagez-le avec la sonde cannelée et confiez-le à un écarteur; *l'artère est immédiatement au-dessous de ce nerf*. Pour la veine, abaissez une incision du fond de l'aisselle vers la face interne du bras, suivant l'axe de la paroi externe; incisez prudemment cette peau qui est très mince.

Paroi interne. — Vaisseaux mammaires externes. — Une incision suivant la ligne axillaire (axe de la paroi interne ou thoracique de l'aisselle) permet de voir l'artère mammaire externe, branche de l'axillaire, accompagnée de ses deux veines satellites; en arrière de l'artère, on trouve le *nerf du grand dentelé*, branche du plexus brachial, cordon blanc se détachant sur le fond rouge du muscle. — Rappelez-vous que le nerf du grand dentelé naît du plexus brachial (5e, 6e et 7e tr.), *dans le cou*, et perfore le scalène postérieur pour descendre sur la paroi thoracique et s'épuiser dans le muscle grand dentelé.

Muscle coraco-brachial, nerf musculo-cutané. — Ce muscle s'étend du sommet (versant interne) de la coracoïde, à l'empreinte marquée sur le tiers moyen de la face interne de l'humérus.

Le nerf musculo-cutané qui le traverse (nerf perforant de Casserius) naît d'un tronc commun avec la racine externe du médian. Il anime le coraco-brachial, le biceps, le brachial antérieur, devient sous-cutané et se distribue à la peau de la partie externe de l'avant-bras et du poignet.

M. à n. — Le bras étant en abduction à angle droit, faire une incision dans l'aisselle *immédiatement* au-dessous du bord saillant du grand pectoral, et, parallèlement à ce bord, en descendant vers le bras, après section de la peau et de l'aponévrose, le coraco-brachial apparaît D'un coup de sonde cannelée, dégagez la face profonde de ce muscle; faites-le relever par un écarteur, et vous verrez le nerf musculo-cutané qui s'engage dans son épaisseur.

Ligament suspenseur de l'aisselle (Gerdy). — Décrit généralement comme partie de l'aponévrose clavi-coraco-axillaire, il est en réalité formé par le tissu cellulaire sous-cutané; il n'est point transversal, comme on le décrit d'ordinaire, mais étendu d'avant en arrière, tout le long du pli de l'aisselle, à la façon d'une cloison antéro-postérieure (Poirier).

M. à n. — Mettez le bras en abduction ; incisez la peau et le tissu cellulaire sous-cutané sur le bord inférieur du grand pectoral. Faites relever ce muscle par un aide, et attirez en bas, par une forte traction, la peau de l'aisselle. Cette peau ne descend pas ; elle est retenue par des adhérences profondes qui sont le ligament suspenseur ; vous l'isolerez facilement en appuyant le manche du scalpel sur le bord axillaire du petit pectoral et du coraco-brachial. Le ligament suspenseur apparaîtra alors, masse celluleuse, creusée d'aréoles graisseuses; le sommet s'attache à la coracoïde, au col huméral et au col de l'omoplate, tandis que la base s'épanouit sur la peau du creux axillaire; tranchez cette masse d'un coup de scalpel, et la peau de l'aisselle descendra, cédant à la moindre traction. — Pétrequin a décrit, sous le nom de ligament suspenseur de l'aine, un appareil celluleux analogue, qui attache la peau du pli inguinal à l'arcade de Fallope.

Ganglions axillaires. — Comme à l'aine, les uns sont sous-cutanés, les autres sous-aponévrotiques. Ils sont répartis en trois groupes, moins distincts cependant que ne le sont les groupes inguinaux : 1° un groupe *externe* ou *brachial* qui suit, sur la paroi externe ou brachiale de l'aisselle, la direction des vaisseaux axillaires ; il reçoit les lymphatiques du bras ; 2° un groupe *interne* et *antérieur*, ou *pectoral*, qui occupe l'angle antéro-interne de la pyramide axillaire ; il reçoit les lymphatiques de la région mammaire ; — 3° un groupe *interne* et *postérieur* ou *dorsal*, situé le long du bord axillaire de l'omoplate, vers l'angle postérieur et interne de la cavité axillaire ; il reçoit les lymphatiques des régions scapulaire, lombaire, thoraciques externe et postérieure. Dans chacun de ces groupes il faut distinguer des ganglions superficiels, sous-cutanés, et des ganglions profonds, sous-aponévrotiques (Aponévrose, ligament suspenseur et ganglions lymphatiques de l'aisselle, P. Poirier, *Progrès médical*, 1888).

III. — BRAS

1° Face postérieure. — Nerf radial et artère humérale profonde dans leur gouttière osseuse. — On peut voir sur la face postérieure de l'humérus une gouttière osseuse descendant obliquement de haut en bas et de dedans en dehors ; elle franchit le bord externe de l'os en l'échancrant légèrement, et continue son trajet obliquement descendant sur la face externe, au-dessous de la gouttière *dite de torsion* avec laquelle il importe de ne point la confondre. Cette gouttière, généralement peu profonde, loge le tronc du radial et l'artère humérale profonde, branche de l'humérale.

M. à n. — Le bras étant fléchi et rejeté vers la tête, reconnaissez à la jonction du tiers supérieur et du tiers moyen de la face externe de l'humérus, l'insertion en V du deltoïde. Déterminez, par une palpation attentive, les rugosités de la branche externe de ce V ; marquez-les d'un trait, et parallèlement à ce trait, à un travers de doigt au dessous, prolongez sur la face postérieure du bras une large incision cutanée. — Coupez franchement la masse du triceps et vous arrivez directement sur le nerf radial accompagné de l'artère humérale profonde.

2° Face externe. — Nerf radial à l'émergence de sa gouttière osseuse. — Le radial contourne l'humérus dans la gouttière osseuse que nous vous avons appris à voir sur la face postérieure de cet os (gouttière radiale) et à bien distinguer de la fausse gouttière de torsion ou dépression sous-deltoïdienne. Ce nerf franchit le bord externe de l'humérus vers sa partie moyenne.

M. à n. — On peut sentir le nerf en ce point au travers de la peau et des parties molles. Explorez donc attentivement le bord externe de l'humérus dans son tiers moyen, et faites rouler sous votre doigt le nerf émergeant de sa gouttière osseuse. Apprenez à faire cette recherche sur votre bras ; un éclair douloureux retentissant dans votre pouce et votre index vous avertira que vous avez rencontré le nerf. — Reconnaissez et accrochez donc le nerf avant d'inciser, puis coupez sur le tiers moyen du bord externe de l'humérus; cheminez le long de la cloison intermusculaire externe vers le bord externe de l'os; rejetant en avant les fibres du brachial antérieur, en arrière le vaste externe, vous arriverez à l'os sur lequel vous trouverez le nerf radial. Avec lui, émerge l'artère humérale profonde.

3° Face interne. — Nerf médian et artère humérale. — L'artère humérale, qui fait suite à l'axillaire, au niveau du bord inférieur du tendon du grand pectoral, finit au pli du coude où elle se bifurque en radiale et cubitale. Elle est placée sur le trajet d'une ligne allant du fond de l'aisselle au milieu du pli du coude. Cette ligne, qui passe immédiatement en arrière du grand pectoral, suit le bord interne du coraco-brachial et du biceps. — Le nerf médian, satellite de l'artère, est placé d'abord en avant d'elle, puis en dedans. Quelquefois, au lieu de passer en avant de l'artère, le nerf passe en arrière.

M. à n. — Placez le bras en abduction ; si le sujet est maigre, vous verrez se dessiner la corde du médian, suivant le bord interne du biceps ; si le sujet est gras, une palpation attentive le long du bord interne de ce muscle vous permettra de reconnaître et d'accrocher la corde nerveuse tendue par l'abduction ; — faites d'abord cette recherche sur votre bras, et habituez-vous à accrocher votre médian, en repoussant en dehors le corps charnu du biceps. — Ne confondez pas cette corde avec une autre plus mince, située plus en arrière et en dedans, et qui n'est autre que la cloison intermusculaire interne.

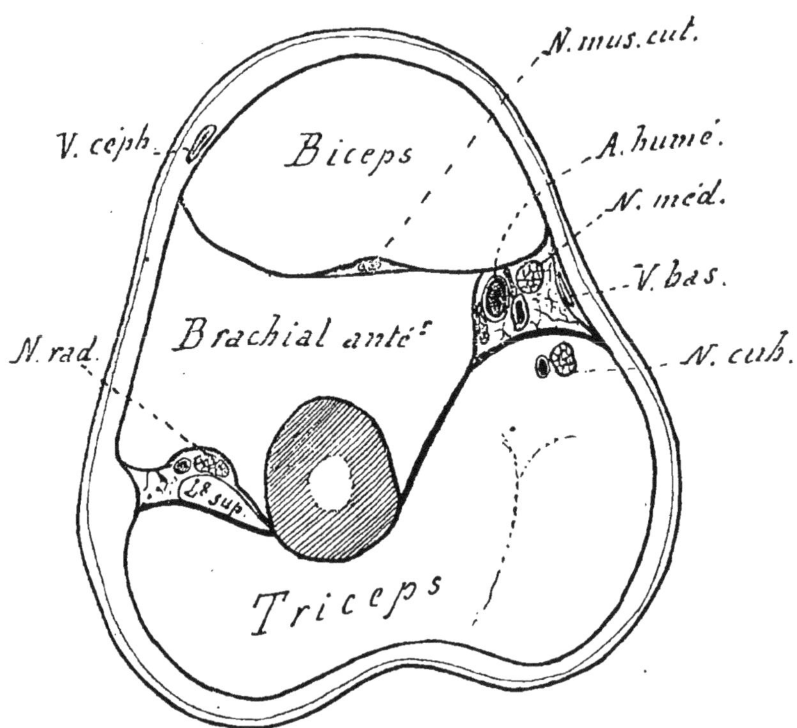

Sch. 9. — *Coupe du bras* (vers la partie moyenne).

Nerf. — Incisez sur le bord interne du biceps, après avoir reconnu le nerf ; coupez d'un seul coup peau et aponévrose. Reconnaissez et dégagez d'un coup de sonde cannelée le bord interne du muscle, et confiez-le à un écarteur en recommandant à l'aide de maintenir seulement le muscle que vous lui avez confié ; immédiatement au-dessous du bord interne du biceps vous verrez le médian. — Prenez garde qu'un aide, trop robuste, entraînant en dehors la masse du biceps, ne vous montre le musculo-cutané que vous serez ainsi amené à charger à la place du médian.

Artère humérale. — L'artère est immédiatement sous-jacente au nerf : cherchez donc d'abord votre tronc nerveux, par le procédé que je viens d'indiquer, dégagez-le avec la sonde cannelée, et confiez-le à l'écarteur qui maintient déjà le biceps ; l'artère apparaît entourée de ses veines ; prenez votre temps pour la reconnaître et la bien dégager : l'erreur est possible.

Anastomose du médian et du musculo-cutané. — Assez fréquente, cette anastomose est formée par un filet qui descend obliquement du médian vers le musculo-cutané, dans la couche celluleuse interposée au biceps et au brachial antérieur ; quelquefois elle descend obliquement du musculo-cutané vers le médian.

M. à n. — Faites une incision verticale sur la masse du biceps ; dégagez le corps charnu de ce muscle, sectionnez-le avec prudence : l'anastomose, inconstante, est placée dans l'interstice cellulaire qui sépare le biceps du brachial antérieur.

Veine basilique et nerf brachial cutané interne. — Née au-dessus du coude, de la réunion des veines cubitales et de la médiane basilique, cette veine chemine, appliquée à la face superficielle de l'aponévrose brachiale, parallèlement au bord interne du biceps ; elle perfore l'aponévrose vers le tiers moyen du bras et se jette dans l'une des humérales ou dans l'axillaire.

Le brachial cutané interne naît d'un tronc commun avec le cubital et la branche interne d'origine du médian ; contigu à la veine basilique, il est placé au-devant d'elle ; derrière la veine, on trouve l'accessoire du brachial cutané représenté par un filet très grêle.

M. à n. — Incisez prudemment la peau parallèlement au bord interne du biceps ; disséquez et rabattez en volet la lèvre interne, cutanée, de votre incision : vous trouverez sur l'aponévrose : 1° le nerf brachial cutané interne ; — 2° la veine basilique ; — 3° et, en arrière de la veine, le petit filet de l'accessoire.

Nerf cubital. — C'est vers le tiers supérieur du bras que le gros nerf cubital, issu du même tronc nerveux qui donne la racine interne du médian et le brachial cutané interne, traverse la cloison inter-musculaire interne, et passe dans la loge postérieure du bras. Il chemine alors dans l'épaisseur du vaste interne, en arrière de la cloison intermusculaire qui le sépare de l'artère humérale et du médian (Voy. sch. 9).

M. à n. — Reconnaissez le bord interne de l'humérus. Le nerf se trouve à 1 centimètre au-dessous de ce bord sur la face interne du bras. Incisez la peau parallèlement au bord interne de l'os, bord facile à reconnaître si vous partez de l'épitrochlée ; sectionnez l'aponévrose, et cherchez le nerf à 1 centimètre en arrière de la cloison intermusculaire interne dans les fibres du vaste interne.

IV. — COUDE

Face antérieure. — **Exploration.** — Le bras étant dans l'extension, vous pouvez voir sur un homme musclé ou sur un sujet maigre, une saillie médiane, descendant du bras : entre deux saillies latérales qui appartiennent à l'avant-bras ; la saillie médiane, c'est le biceps soulevé par le brachial antérieur ; les saillies latérales sont celles des muscles épicondyliens et épitrochléens. La rencontre des 3 saillies détermine la formation d'un sillon en forme de V, le *V bicipital.*

Veines médianes. — La *veine médiane*, placée à la partie moyenne du pli du coude, répond au sommet du V, c'est-à-dire à peu près au milieu du pli du coude. — A ce niveau, elle se bifurque en *médiane basilique* et *médiane céphalique.* Ces deux veines suivent les deux branches du V bicipital. La médiane basilique remonte dans la branche interne du V et s'abouche avec les cubitales pour former la basilique. Elle passe au-devant de l'artère humérale et du médian dont la sépare l'expansion aponévrotique du biceps. —

La médiane céphalique suit la branche externe du V et se réunit aux radiales pour former la céphalique.

M. à n. — Le plus souvent, le trajet des veines est dessiné sur la peau du cadavre par une teinte rougeâtre due à la transsudation sanguine.

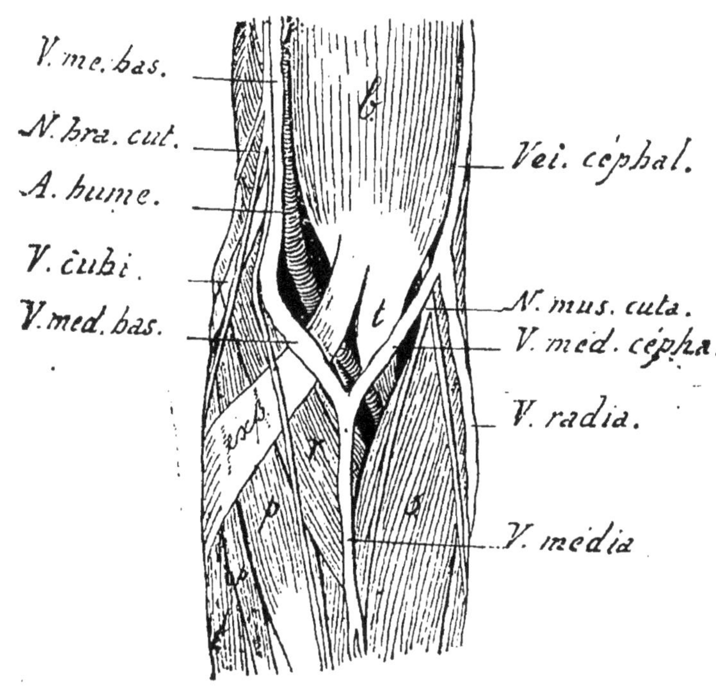

Sch. 10. — *Le pli du coude* (Couche superficielle).

a) **Médiane céphalique.** — Une incision prudente le long de la branche *externe* du V permet de trouver cette veine ; des filets nerveux du musculo-cutané, très grêles, passent les uns en avant, les autres en arrière d'elle.

b) **Médiane basilique.** — Incisez la peau le long de la branche *interne* du V : cherchez prudemment la veine dans le tissu cellulo-graisseux ; et constatez la présence, en avant et en arrière du vaisseau, de quelques cordons nerveux assez gros, appartenant au brachial cutané interne.

Veine médiane. — Veine communicante. — Au sommet du V bicipital, se trouve la grosse veine (veine communicante), qui anastomose les veines superficielles et les veines profondes.

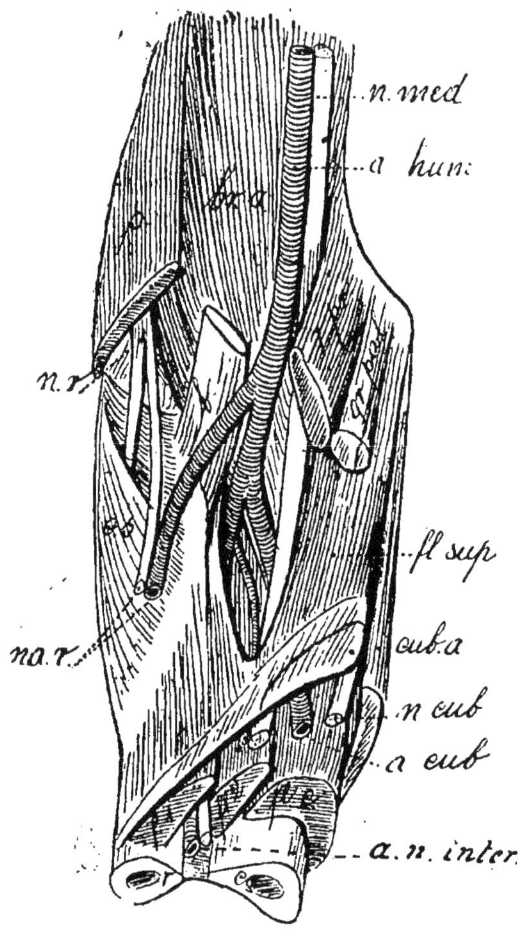

Sch. 11. — *Le pli du coude* (Couche profonde).

M. à n. — Faites une incision verticale passant par le sommet du V, mettez à nu la veine médiane; soulevez-la légèrement, et la communicante, issue de cette veine, vous apparaîtra aussitôt, perforant l'aponévrose : il vous sera facile de la suivre jusqu'aux veines profondes.

Expansion aponévrotique du biceps. — Du bord interne et de la face antérieure du tendon du biceps se détache une lame aponévrotique qui va renforcer l'aponévrose antibrachiale sur la masse des muscles épitrochléens.

M. à n. — Apprenez à reconnaître et à voir cette expansion sur votre bras, en contractant énergiquement le biceps; insinuez la pulpe de votre index sous son bord supérieur et sentez les battements de l'humérale. — Sur le cadavre vous pouvez aussi voir et accrocher cette expansion en attirant en haut le corps charnu du muscle. Parallèlement au bord de l'expansion ainsi mis en relief ou reconnu par la palpation, faites une incision cutanée, descendant obliquement du biceps sur la masse des muscles épitrochléens ; — disséquez les deux lèvres cutanées pour mettre à nu, dans toute son étendue, la lame aponévrotique. — Chargez l'expansion sur la sonde cannelée en grattant sa face profonde pour ne point charger l'artère en même temps; incisez-la; vous aurez en même temps mis à nu l'humérale et le médian au pli du coude.

Nerf médian et artère humérale. — Cachés par l'expansion aponévrotique du biceps, le nerf médian et l'artère humérale reposent sur le brachial antérieur : le nerf occupe le côté interne de l'artère.

M. à n. — Dans la branche interne du V, au-dessous de l'expansion bicipitale que vous inciserez avec prudence, vous trouverez de dedans en dehors le nerf médian et l'artère humérale flanquée de ses deux veines satellites.

(Ne forcez pas l'extension de l'avant-bras, qui ferait fuir le nerf médian vers l'épitrochlée; prenez garde de le charger sur votre écarteur.)

Nerf radial. — Il est situé profondément, dans la branche externe du V, entre le long supinateur et le brachial antérieur. —

C'est également dans cet intrestice que se fait l'anastomose entre la récurrente radiale antérieure et l'humérale profonde.

M. à n. — Pour mettre à nu le radial, incisez peau et aponévrose le long de la branche externe du V; dégagez et faites écarter les parois musculaires; au fond de l'interstice du

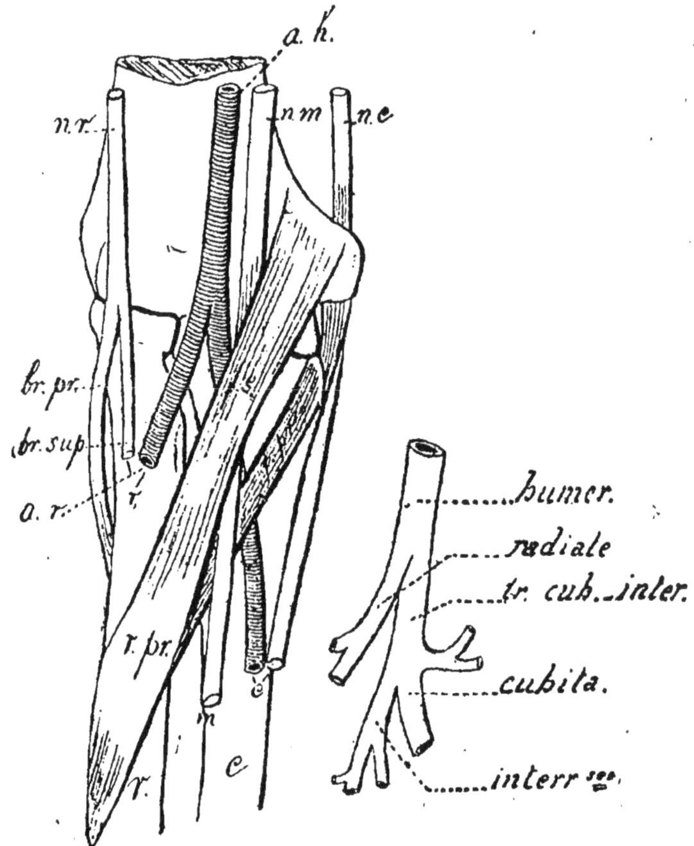

Sch. 12. — *Le pli du coude* (Couche profonde ; à droite schéma de la bifurcation de l'humérale et de la cubitale).

long supinateur et du brachial antérieur, vous découvrirez aisément le nerf radial qui se bifurque souvent à ce niveau.

Ganglion sus-épitrochléen. — Difficile à trouver parce qu'il est petit et inconstant. On doit le chercher sur le bord interne du bras, à un travers de doigt environ au-dessus de l'épitrochlée, en dedans et le long de la veine basilique : il est logé dans le tissu cellulaire sous-cutané.

Tendon du biceps. — Très fort, il occupe le sommet du V bicipital et répond au milieu du pli du coude. Légèrement tordu sur son axe à ce niveau, il se montre de champ, par sa tranche. Il s'insinue entre les muscles épicondyliens et épitrochléens, et va s'insérer à la partie postérieure rugueuse de la tubérosité bicipitale du radius ; il s'enroule en quelque sorte autour du radius et glisse sur la partie antérieure de la tubérosité par l'intermédiaire d'une bourse séreuse, large et constante. — L'artère radiale croise le tendon ; le tronc cubito-interosseux le longe.

M. à n. — Sur un bras fléchi à angle droit, vous pouvez, en enfonçant profondément les pulpes du pouce et de l'index, *pincer le tendon bicipital*, dont la mise à nu est facile.

Face postérieure. — Exploration. — Dans l'extension complète, l'épicondyle, l'épitrochlée et le sommet de l'olécrâne sont sur une même ligne horizontale. De chaque côté de l'olécrâne existent deux gouttières :

L'externe, épicondylo-olécrânienne, large, mais peu profonde;

L'interne, épitrochléo-olécrânienne, moins large, plus profonde, livre passage au nerf cubital.

Epitrochlée. — Éminence osseuse, *très* saillante, terminant en bas le bord interne de l'humérus, visible chez les sujets maigres, toujours facile à sentir chez les gras.

Épicondyle. — Éminence osseuse, *très peu* saillante, terminant le bord externe de l'humérus; n'est pas toujours facile à déterminer d'une façon précise; pour cela suivez le bord externe de l'humérus ; — rappelez-vous que, dans l'extension de l'avant-bras, l'épicondyle est sur la même ligne horizontale que l'épitrochlée et le sommet de l'olécrâne.

Sommet de l'olécrâne. — Saillie osseuse située sur le milieu de la face postérieure du coude.

Interligne articulaire. — Dans l'extension forcée, *la cupule radiale n'est pas en contact avec le condyle huméral ;* elle en est séparée par un intervalle d'environ 1 millimètre. La moitié postérieure du rebord de cette cupule se dégage en arrière, dans l'extension complète, et peut être facilement

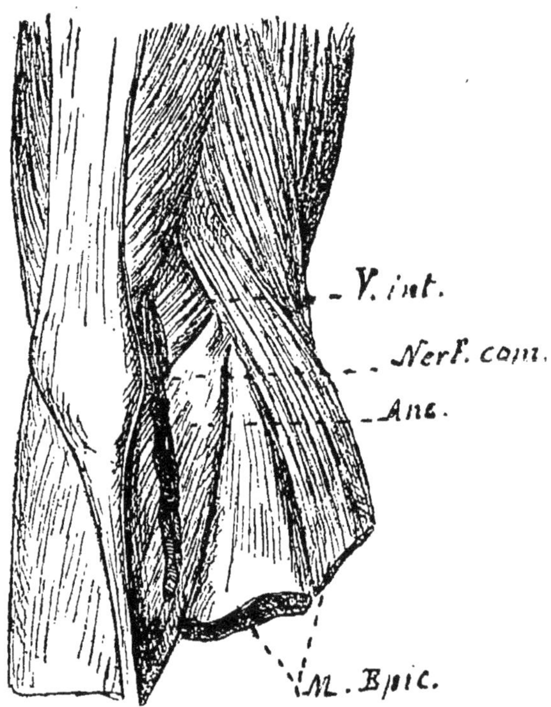

Sch. 13. — *L'anconé et son filet nerveux.*

sentie au travers des parties molles ; le doigt descendant le sillon épicondylo-olécrânien la reconnaît facilement ; des mouvements de pronation et de supination la font rouler sous le doigt et assurent la reconnaissance.

En dehors, l'interligne articulaire se trouve immédiatement au-dessus du rebord de la cupule. En dedans, il se trouve à un travers de doigt au-dessous de l'épitrochlée.

Muscle anconé et son filet nerveux. — Masse charnue triangulaire insérée à la face postérieure de l'épicondyle par un tendon très fort, et au cinquième supérieur de la face postéro-externe du cubitus, l'anconé paraît prolonger le vaste externe; en réalité, il continue le vaste interne : on peut le rattacher au triceps qui devient ainsi un quadriceps brachial. — Il est animé par le même filet nerveux que le vaste interne.

M. à n. — Dans le sillon externe postérieur du coude, épicondylo-olécrânien, faites une longue incision descendant sur le tiers supérieur de l'avant-bras; vous apercevez le corps charnu de l'anconé recouvert d'une épaisse aponévrose; disséquez l'aponévrose pour voir les limites du muscle. Deux coups de sonde cannelée sur son bord inférieur vous conduiront jusqu'à son tendon épicondylien, court et très résistant. Remarquez que le bord supérieur de ce triangle musculaire se continue avec le bord inférieur du vaste interne. — Cherchez, par une incision verticale sur le corps charnu du vaste interne, le *filet nerveux de ce muscle*, vous constaterez qu'il pénètre dans le corps charnu de l'anconé; la dissection est délicate.

Bourse séreuse rétro-olécrânienne. — Située dans la couche celluleuse sous-cutanée, cette bourse répond à la face postérieure et au sommet de l'olécrâne.

M. à n. — Faites une incision cutanée, cruciale sur la partie la plus saillante de l'olécrâne; pincez, attirez et écartez les angles de la plaie : la poche séreuse, béante, montre ses parois anfractueuses.

Nerf cubital. — Ce nerf est facilement accroché par le doigt dans la gouttière épitrochléo-olécrânienne dont il suit le fond.

M. à n. — Une incision le long de cette gouttière permet de montrer ce nerf.

Région interne. — Appareil ligamenteux. — Il se compose de trois faisceaux : un antérieur, épitrochléo-coronoïdien mince; un moyen, très fort, épitrochléo-cubital; un postérieur, épitrochléo-olécrânien.

Le faisceau moyen, qui limite l'abduction, est, à proprement parler, le ligament latéral interne : c'est lui qui est désinséré ou arraché dans l'entorse du coude (P. Poirier, Entorse du coude, *Progrès médical*, 1888).

M. à n. — Faisceau moyen. — Mettez l'avant-bras en demi-flexion et en abduction forcée. Reconnaissez l'épitrochlée, et, à deux travers de doigt au dessous, cherchez à sentir le tubercule qui termine en haut le bord interne du cubitus.

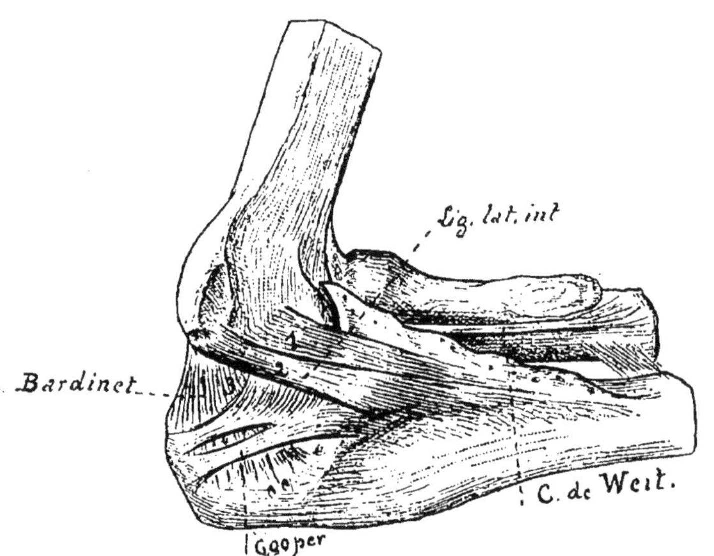

Sch. 14. — *Appareil ligamenteux interne du coude.*

Incisez, de l'épitrochlée vers ce tubercule et au delà, le long du bord interne du cubitus. Après la peau de l'aponévrose, le bistouri rencontre le tendon commun des muscles épitrochléens. Coupez verticalement ces muscles; faites écarter les deux lèvres de la boutonnière charnue, et vous apercevrez le faisceau moyen très résistant de l'appareil ligamenteux interne.

Région externe. — Court supinateur. — Inséré en haut à la dépression sous-sigmoïde du cubitus, au ligament latéral externe et à l'épicondyle, ce muscle s'étale en éventail et va entourer le tiers supérieur du radius. Il est traversé par la branche postérieure du nerf radial.

M. à n. — Après avoir fait le long du bord externe du coude une incision verticale prolongée sur le tiers supérieur du radius, coupez et écartez la couche musculaire superfi-

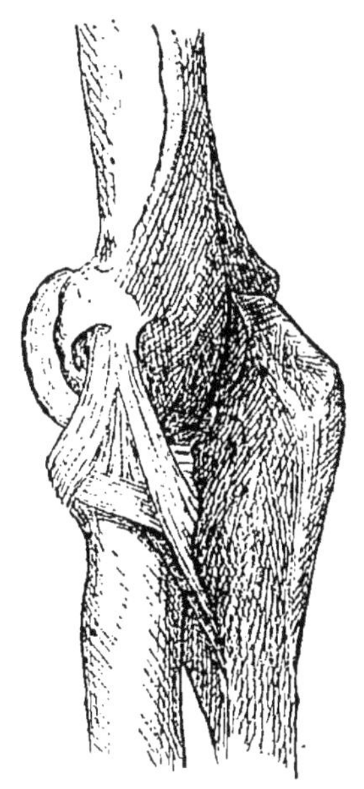

Sch. 15. — *Appareil ligamenteux externe du coude.*

cielle formée par les radiaux ; dans la profondeur, immédiatement au-dessous de cette couche, on trouve le court supinateur, enveloppant le radius. — Sur le bord supérieur de ce muscle vous reconnaîtrez aisément le cordon nerveux (*branche postérieure du radial*) qui s'engage sous une arcade fibreuse du triangle supinateur. Entre les radiaux et le court supinateur, vous trouverez presque toujours une très petite bourse séreuse, dont j'ai signalé l'existence (Thèse Astruc, Paris, 1889-1890).

Appareil ligamenteux externe. — Il se compose, comme l'interne, de trois faisceaux :

1° Un antérieur, faible, épicondylo-coronoïdien ;

2° Un postérieur, également peu résistant, épicondylo-olécrânien ;

3° Un moyen, qui, né de l'épicondyle, se bifurque très près de son origine en deux faisceaux qui contournent la tête du radius et vont se fixer aux deux extrémités ou cornes de la petite cavité sigmoïde du cubitus ; le postérieur descend jusque sur le bord externe du cubitus. Ces deux faisceaux enserrent la tête radiale et la maintiennent.

Le **ligament annulaire** du radius n'est point la cravate épaisse et forte que les anatomistes décrivent et représentent ; il est, en réalité, très faible et ne se compose que de quelques fibres très ténues ; le rôle principal dans la contention de la tête radiale revient à la coiffe fibreuse formée par le faisceau moyen de l'appareil ligamenteux externe. — J'appelle sur ce point l'attention de ceux qui aiment les dissections fines.

M. à n. — Pour découvrir l'appareil ligamenteux externe, reconnaissez la tête du radius, faites-la tourner sous le doigt explorateur. Incisez ensuite la peau en descendant de l'épicondyle vers la tête du radius et un peu au delà. Sectionnez et disséquez minutieusement les muscles épicondyliens. — Vous éprouverez beaucoup de peine à séparer les tendons réunis des muscles radiaux et du cubital postérieur du ligament sous-jacent.

V. — AVANT-BRAS

Face antérieure. — **Exploration.** — Regardez un bras maigre et musclé, vous verrez une dépression longitudinale commençant au milieu du pli du coude (sommet du V bicipital) et descendant jusqu'au poignet. C'est la *gouttière radiale*, qui loge l'artère et le nerf du même nom ; elle est formée en dehors par la saillie du long supinateur ; en dedans, par des muscles épitrochléens (rond pronateur en haut, grand palmaire en bas). Si le sujet est gras, vous ne verrez pas cette gouttière; mais, par la palpation, vous la déterminerez et tracerez facilement.

Artère radiale et branche antérieure du nerf radial. — Branche externe de bifurcation de l'humérale, l'artère radiale suit la gouttière de même nom, c'est-à-dire la ligne allant du milieu du pli du coude à la gouttière du pouls. Elle marche parallèlement au tendon du grand palmaire, cachée sous la peau et l'aponévrose, quelquefois recouverte en haut par le bord interne d'un long supinateur très développé.

La branche antérieure du nerf radial, placée en dehors de l'artère, abandonne le vaisseau dans le tiers inférieur de l'avant-bras pour contourner le bord externe du radius et passer à la face dorsale du poignet où nous la retrouverons.

M. à n. — Faites une incision cutanée, le long de la gouttière radiale en haut, — en bas, — ou au milieu. Sectionnez l'aponévrose; l'artère radiale apparaîtra flanquée de ses deux veines. En haut, après avoir écarté le long supinateur, vous la verrez couchée sur le rond pronateur. — En bas, elle est immédiatement sous-aponévrotique, presque sous-cutanée; donc, ayez la main légère. — En haut, comme au milieu, le nerf est en dehors de l'artère.

Rond pronateur. — Va de l'épitrochlée et de l'apophyse coronoïde à la face externe du radius, autour duquel il s'enroule. Entre l'insertion de ses deux chefs, l'*épitrochléen* et le *coronoïdien*, le muscle forme une arcade sous laquelle s'engage le nerf médian (Voy. sch. 9).

M. à n. — Faites une incision allant de l'épitrochlée au tiers moyen du radius; après la peau, coupez l'aponévrose : le muscle apparaît; — pour voir le large tendon par lequel il contourne la face et le bord antérieur du radius, dégagez le long supinateur et les radiaux, et faites-les écarter fortement en dehors; des mouvements alternatifs de supination et de pronation enrouleront ou dérouleront le tendon.

Grand palmaire. — Va de l'épitrochlée à la face antérieure de l'extrémité supérieure du deuxième et aussi du troisième métacarpien. Superficiel à l'avant-bras, ce muscle devient profond au niveau du carpe, pour s'engager sous le ligament annulaire et suivre la gouttière scapho-trapézienne, en passant sous la racine de l'éminence thénar.

M. à n. — A l'avant-bras. — Forcez l'extension de la main : la ligne du grand palmaire se dessinera, son tendon soulevant la peau. Incisez sur la moitié supérieure de cette ligne, si vous voulez découvrir le corps charnu du muscle ; sur sa moitié inférieure, si vous désirez mettre à nu le tendon.

Au poignet et à la paume. — Incisez verticalement sur le tendon, visible à la face antérieure du poignet. — Pour le poursuivre jusqu'à son insertion, engagez et enfoncez une sonde cannelée le long de ce tendon dans la gouttière scapho-trapézienne ; fixez solidement le pavillon de cette sonde pour inciser sur elle le ligament carpien et les muscles thénariens ; enfin, la loge ostéo-fibreuse étant ouverte, sectionnez le tendon à l'avant-bras pour le rabattre vers la paume et vérifier ses insertions au deuxième et, accessoirement, au troisième métacarpien.

Petit palmaire (*inconstant*). — Va de l'épitrochlée au ligament annulaire du carpe et à l'aponévrose palmaire. Son tendon descend sur le milieu de la face antérieure de l'avant-bras à 1 centimètre en dedans du tendon du grand palmaire.

M. à n. — Forcez l'extension de la main ; si ce muscle existe, vous verrez sa corde tendineuse soulevant la peau fine de la face antérieure de l'avant-bras. Incisez sur la ligne médiane, et vous mettrez à nu, en haut le corps charnu, en bas le tendon grêle du petit palmaire.

Muscle cubital antérieur. — Va de l'épitrochlée et de l'olécrâne au pisiforme : sa ligne épitrochléo-pisiformienne suit le bord interne de l'avant-bras.

M. à n. — Reconnaissez le pisiforme ; pincez-le, la main étant en flexion ; c'est le seul os carpien que l'on puisse mobiliser sur les autres. Tirez une ligne allant de l'épitrochlée à cet os : incisez la peau : sur la moitié inférieure, vous trouverez, au-dessous de l'aponévrose antibrachiale, le tendon ; sur la moitié supérieure, le corps charnu, qui est intimement uni au fléchisseur superficiel.

Habituez-vous à faire cette mise à nu du cubital ; nous allons l'utiliser pour mettre au jour l'artère cubitale. — Vous ferez presque toujours votre incision trop en avant ; je veux dire sur la face antérieure, et non sur le bord interne de l'avant-bras.

Artère cubitale et nerf cubital. — Née de l'humérale, la cubitale se porte d'abord obliquement en bas et en dedans sous les muscles épitrochléens (Voy. sch. 11 et 12). Puis elle devient verticale et suit alors la face antérieure du fléchisseur profond appliqué sur le cubitus. Très profonde au tiers supérieur de l'avant-bras, elle répond en bas à l'interstice du cubital antérieur et du fléchisseur superficiel ; vers le poignet elle tend à se cacher sous le tendon du cubital.

Le nerf cubital, son satellite, est placé en dedans d'elle. — Nerf et artère sont appliqués sur le fléchisseur profond par une lame celluleuse.

M. à n. — A la partie supérieure. Au tiers supérieur de l'avant-bras vous mettrez facilement l'artère à nu en coupant la masse des muscles épitrochléens du milieu du coude vers le milieu du cubitus ; — mais cette voie est grossière et coûteuse ; donc, apprenez dès maintenant à rechercher cette artère par une voie économique.

Sur la ligne épitrochléo-pisiformienne, c'est-à-dire le long du bord interne de l'avant-bras (et non, je le répète, sur la face antérieure comme vous avez toujours tendance à le faire), incisez la peau longuement, et dénudez l'aponévrose. Reconnaissez l'interstice qui sépare le cubital du fléchisseur superficiel ; si vous ne voyez pas cet interstice, forcez l'extension de la main qui tendra le cubital en laissant le fléchisseur mou, si les doigts sont restés fléchis. Incisez l'aponévrose sur le fléchisseur, et dégagez la face profonde de ce muscle que vous confiez à un écarteur ; baissez-vous et regardez dans la galerie dont les parois sont formées par les deux muscles fléchisseurs, et vous verrez alors le paquet vasculo-nerveux; avec la pince et la sonde cannelée isolez l'élément demandé, nerf ou artère, et chargez : 1° l'artère cubitale, en dehors; 2° le nerf, en dedans. — Par cette voie vous pouvez remonter jusqu'à la bifurcation de l'humérale.

A la partie inférieure, la mise à nu est facile. Faites saillir, par une extension forcée de la main, le tendon du cubital

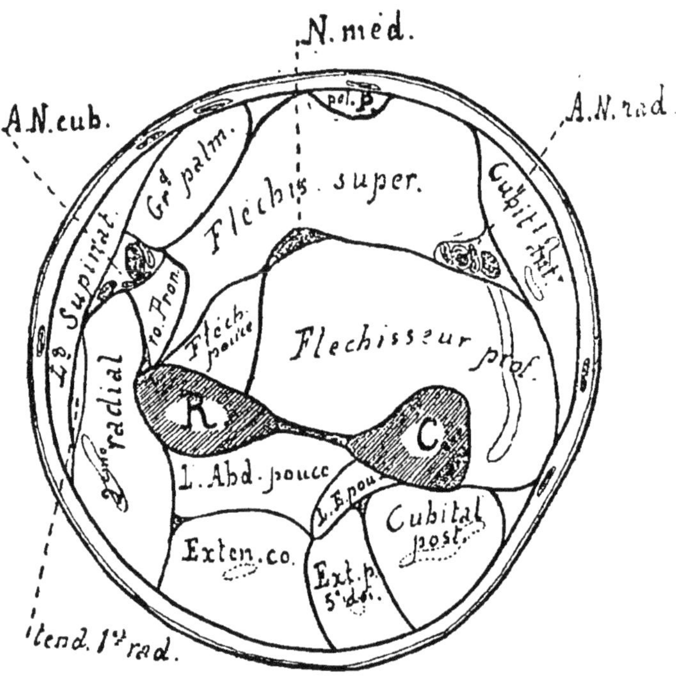

Sch. 16. — *Coupe de l'avant-bras vers la partie moyenne.*

antérieur. Sur le bord externe de ce tendon, incisez peau et aponévrose. Fléchissez un peu la main, afin de pouvoir dégager et rejeter en dedans le tendon ; sous sa face profonde, vous apercevrez, à travers l'aponévrose, le paquet vasculo-nerveux. — N'oubliez pas que l'artère cubitale, parfois superficielle, passe alors sur la masse des muscles épitrochléens, au lieu de passer dessous; donc, si vous n'avez point trouvé l'artère en sa place normale, cherchez-la sous l'aponévrose superficielle par une incision coupant obliquement la région épitrochléenne du milieu du pli du coude au tiers supérieur du cubitus.

Nerf médian. — Suit l'axe de l'avant-bras. Sa ligne va du milieu du pli du coude au milieu du poignet. D'abord recouvert par les muscles épitrochléens, il devient, en descendant, plus superficiel et répond alors à l'interstice qui sépare le grand palmaire du petit palmaire. Le médian a pour satellite une petite artère, branche de l'interosseuse antérieure.

M. à n. — Incisez sur la ligne médiane de la face antérieure de l'avant-bras; toutes les incisions faites sur cette ligne conduiront au médian : en haut, à travers les muscles épitrochléens ; en bas, vous le rencontrerez entre le tendon du grand palmaire et du petit palmaire, sur le même plan que les tendons du fléchisseur superficiel.

Artère interosseuse ; nerf interosseux. — L'interosseuse antérieure, née du tronc des interosseuses (branche de la cubitale) (Voy. sch. 12 et 15), descend sur la face antérieure de la membrane interosseuse, dans l'interstice qui sépare le long fléchisseur du pouce du fléchisseur commun des doigts ; elle est accompagnée de deux veines, et du nerf interosseux qui, venant du médian, se rend au carré pronateur.

M. à n. — Faites la même incision que pour la découverte du médian ; sectionnez les couches musculaires superficielles ; reconnaissez en passant le nerf médian. Faites bien écarter les deux lèvres musculo-cutanées : c'est indispensable. Allez plus profondément. Cherchez l'interstice qui sépare les deux faisceaux du fléchisseur profond, et écartez ces fibres jusqu'à la membrane interosseuse. Vous verrez alors, *si vous savez vous servir des écarteurs,* l'artère et le nerf interosseux couchés sur cette membrane. Suivez ce paquet vasculo-nerveux, il vous conduira sous le bord supérieur du carré pronateur.

Muscle carré pronateur. — Ce muscle, épais, relie le quart inférieur de la face antérieure du cubitus au quart inférieur de la face antérieure du radius ; il est recouvert par tous les muscles antérieurs de l'avant-bras, sauf le rond pronateur.

M. à n. — Incisez sur la ligne médiane au niveau du tiers inférieur de l'avant-bras. Sectionnez droit devant vous; séparez les tendons, faites-les écarter jusqu'à ce que vous arriviez sur une masse charnue à fibres transversales : c'est le carré pronateur.

Bord externe et Face postérieure. — Long supinateur. — Ce muscle, mal nommé, forme la lèvre externe de la gouttière radiale ; il s'insère en haut *à toute* la partie du bord externe de l'humérus, située au-dessous de la gouttière osseuse du nerf radial (*donc, sur une longueur de* 12 *centimètres*). En bas, il se fixe à la face externe de l'extrémité inférieure du radius, à la base de l'apophyse styloïde.

M. à n. — Incisez la peau et l'aponévrose sur la masse épicondylienne, parallèlement à la branche externe du V bicipital ; vous mettrez ainsi à nu le corps charnu du muscle. Descendez votre incision pour dégager le tendon ; remontez-la pour voir l'insertion supérieure si longue et si mince.

Muscles radiaux. — **1er radial.** — Il va de l'épicondyle (facette rugueuse, finissant le bord externe de l'humérus, immédiatement au-dessus de l'épicondyle) à la face dorsale de l'extrémité supérieure du deuxième métacarpien.

M. à n. — Reconnaissez l'extrémité supérieure du deuxième métacarpien. Priez votre aide de tirer fortement sur l'index : le tendon radial fait saillie. Incisez sur cette saillie tendineuse : prenez garde, chemin faisant, de couper le long extenseur du pouce qui croise le tendon radial et est plus petit.

Pour découvrir le corps charnu de ce muscle, faites une incision le long du bord externe de l'avant-bras dans le tiers supérieur. Reconnaissez d'abord le long supinateur ; sous ce muscle apparaît le corps charnu très court du 1er radial. Contrôlez en remontant du tendon vers le muscle.

2e radial. — Ce muscle, qui va de l'épicondyle à la face dorsale de l'extrémité supérieure du troisième métacarpien, a un corps charnu beaucoup plus long que le 1er radial qui le recouvre dans sa partie supérieure.

M. à n. — Votre aide tirant fortement sur le médius, vous pouvez sentir et accrocher avec l'ongle de l'index sur la face dorsale du carpe le tendon du deuxième radial. Incisez la peau sur cette corde tendue et vous découvrirez le tendon.

Pour découvrir le corps charnu, incisez sur le bord externe de l'avant-bras ; reconnaissez successivement le long supinateur et le *long* tendon du 1er radial qui repose sur le corps charnu du deuxième. Au niveau du tiers inférieur de l'avant-bras, les deux radiaux sont croisés par la fin du corps charnu du long abducteur et du court extenseur du pouce.

Une *bourse séreuse*, très vaste, existe entre les tendons du pouce et les tendons radiaux au point d'entrecroisement de ces tendons. Cette bourse est connue depuis longtemps, elle a été décrite et représentée par Monro et d'autres. — Je rappelle son existence parce qu'on a récemment inventé et décrit, sous le nom de *bourse supérieure des radiaux*, l'ancienne séreuse intermédiaire aux tendons radiaux et à ceux du pouce. Seule, cette dernière existe dans la région ; je repète que : *intermédiaire aux tendons du pouce et à ceux des radiaux, créée par les frottements de ces tendons*, elle ne peut être considérée comme spécialement annexée aux tendons radiaux. C'est dans cette bourse que se localise, dans certains cas, l'*aï crépitans*.

Muscle cubital postérieur. — C'est un des muscles de la couche superficielle de la face postérieure de l'avant-bras. Il va de l'épicondyle et du cubitus au cinquième métacarpien, passant en écharpe sur la face postérieure de l'avant-bras, à peu près comme le grand palmaire coupe obliquement la face antérieure.

M. à n. — Forcez la flexion ; reconnaissez la tête du cubitus et, à la partie postérieure de celle-ci, la gouttière creusée par le tendon du cubital postérieur (Voy. sch. 17). Faites une incision allant de cette tête saillante vers l'épicondyle ; c'est la ligne cubitale postérieur souvent indiquée par une dépression que la flexion forcée de la main rend visible.

VI. — POIGNET

Exploration. — Reconnaître les apophyses styloïdes. — L'apophyse styloïde du radius descend à environ 1 centimètre plus bas que l'apophyse styloïde du cubitus; — de plus, l'apophyse styloïde du cubitus est sur un plan postérieur. Apprenez à reconnaître ces apophyses : pour cela, remontez avec l'ongle du pouce la tabatière anatomique, l'ongle de ce doigt heurtera le sommet de la styloïde radiale; remontez de même le bord interne du poignet, vous heurterez le sommet de la styloïde cubitale. Répétez souvent cette manœuvre; vous l'utiliserez plus tard pour le diagnostic des fractures de l'extrémité inférieure du radius.

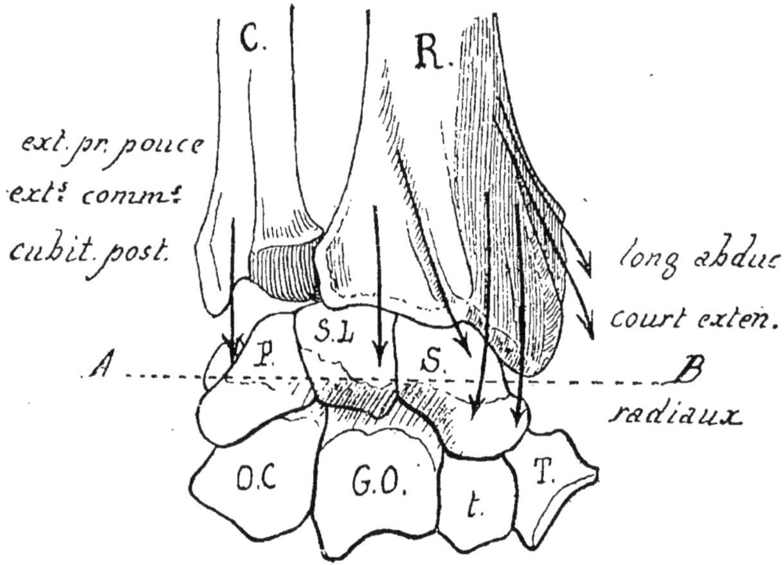

Sch. 17. — *Squelette du poignet; gouttières tendineuse des faces externe et postérieure du radius.*

Interligne articulaire. — L'interligne articulaire du poignet (radio-cubito-carpien) décrit un arc dont le sommet est à environ 1 centimètre au-dessus de la ligne transversale menée par le sommet des deux apophyses styloïdes. — Cet interligne est facile à trouver dans sa partie cubitale, entre le pisiforme et la tête du cubitus.

Remarquez (sch. 17) que la ligne droite AB partant du sommet de la styloïde radiale coupe l'interligne *médio-carpien :* il sera bon de ne point oublier ce détail quand vous ferez une désarticulation du poignet; pour éviter d'ouvrir l'interligne médio-carpien, au lieu de couper transversalement, en partant de la styloïde radiale, vous inclinerez votre tranchant en haut de façon à lui faire suivre l'interligne arciforme du poignet.

Gouttière du poignet. — L'extrémité inférieure des os de l'avant-bras présente *sept* gouttières disposées comme suit, sur les faces externe et postérieure du radius et sur la face postérieure du cubitus.

Radius. — Face externe. — 1 et 2. *Gouttière des muscles long abducteur et court extenseur du pouce.* — Cette gouttière, située sur l'apophyse styloïde du radius, est très large : le tendon du long supinateur tapisse sa partie supérieure ; elle présente une ébauche de dédoublement par une crête osseuse. Elle loge les muscles long abducteur et court extenseur du pouce (Voy. sch. 17).

Il est classique de décrire, comme *face externe* de l'extrémité inférieure du radius, la gouttière dédoublée creusée sur l'apophyse styloïde par les tendons long abd. et court ext. du pouce, — et de placer les autres gouttières sur la *face postérieure*, divisée par une crête médiane en deux versants, — un versant externe, creusé par les gouttières radiales ; — un versant interne creusé par les tendons extenseurs. Or les gouttières des radiaux (muscles de la région externe) sont situées sur un plan osseux prolongeant celui de la face externe du radius ; elles doivent être considérées comme appartenant à la face externe de l'extrémité inférieure ; — tandis que les gouttières des extenseurs, seules, appartiennent à la face postérieure. J'ai rectifié dans ce sens la description de l'extrémité inférieure du radius dans mon ostéologie (*Traité d'anatomie humaine*, t. I, page 161).

3 et 4. *Gouttière des radiaux.* — Au nombre de deux, larges, parallèles, elles descendent verticalement en dedans de la précédente, sur la face externe de l'extrémité inférieure du radius.

Face postérieure. — 5. *Gouttière du long extenseur du pouce.* — Étroite, profonde, légèrement oblique de haut en bas et de dedans en dehors, elle est contiguë à la crête médiane qui sépare la face postérieure de la face externe.

6. *Gouttière des extenseurs.* — Large, peu profonde, elle livre passage aux tendons extenseurs communs et à celui de l'extenseur propre de l'index.

Cubitus. — 7. *Gouttière du cubital postérieur*, creusées sur la face postérieure de la tête cubitale.

A ces 7 gouttières osseuses il faut ajouter le canal fibreux de l'extenseur propre du petit doigt; plus superficiel, il répond à l'interstice des deux os; creusé dans l'épaisseur du ligament annulaire postérieur, il ne laisse point de trace sur le squelette.

Tabatière anatomique. — On appelle ainsi une fossette située sur le bord externe du poignet. Le fond de cette fossette est osseux, formé par le scaphoïde et le trapèze. Ses deux lèvres sont formées : l'interne, par le tendon du long extenseur du pouce; — l'externe, par les tendons du long abducteur et du court extenseur du pouce. Fermée par une aponévrose solide, elle contient l'artère radiale qui la traverse obliquement.

Cette dépression est rendue plus profonde sur le vivant par la contraction des muscles qui la limitent. Mettez le pouce en opposition, la tabatière disparaît; étendez-le fortement, elle se creuse.

Sur le cadavre, faites tirer sur le pouce par un aide vigoureux : les lèvres de la tabatière font saillie; le fond se déprime.

Long abducteur et court extenseur du pouce. — Ces deux muscles, profonds à l'avant-bras, deviennent superficiels sur le bord externe du radius, où ils recouvrent les tendons des radiaux. Ils glissent dans la gouttière creusée sur la face externe de l'apophyse styloïde du radius, et viennent former la lèvre externe de la tabatière.

Le *long abducteur* se divise en deux tendons dont l'un va à la partie externe du trapèze, et l'autre à la face externe de la base du premier métacarpien.

Le *court extenseur* se termine sur la face dorsale de la première phalange du pouce, au niveau de sa base.

M. à n. — Incisez sur la lèvre externe de la tabatière; vous voyez le tendon du long abducteur, très gros, le plus souvent dédoublé, et celui du court extenseur, très grêle. Vous remarquerez aussi sous la peau, parallèlement à cette lèvre, un filet nerveux du radial.

Long extenseur du pouce. — Profond à son origine, il

devient superficiel vers l'extrémité inférieure de l'avant-bras. Son tendon, ayant suivi une gouttière osseuse creusée sur la face postérieure du radius, croise les tendons des radiaux, et va se fixer à la face dorsale de la base de la deuxième phalange du pouce.

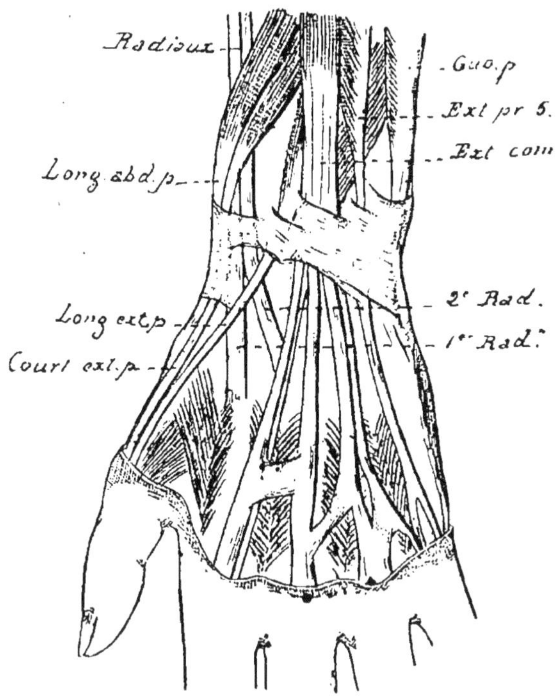

Sch. 18. — *Face dorsale du poignet et de la main.*

M. à n. — Incisez sur la lèvre interne de la tabatière : le tendon du long extenseur du pouce apparaît.

Veine céphalique du pouce ; artère radiale. — Née des veines du pouce et de la partie externe de l'arcade veineuse dorsale de la main, la céphalique du pouce est la principale origine de la veine radiale. Sous-cutanée, elle répond au premier métacarpien et à la partie médiane de la tabatière anatomique.

L'artère radiale quitte la face antérieure du radius au niveau du poignet ; elle se dirige en bas et en arrière, sous les tendons long abducteur et court extenseur du pouce, arrive dans la tabatière anatomique, et passe sous le tendon du long extenseur du pouce pour s'enfoncer dans le sommet du premier espace interosseux. Elle traverse obliquement le fond de la tabatière anatomique.

M. à n. — Incisez sur la ligne médiane de la tabatière, vous trouvez :

1° Sous la peau, la céphalique du pouce et un filet du radial ;

2° Une aponévrose très résistante ;

3° Dans la profondeur, agissant avec la pince et la sonde cannelée, vous dégagerez l'artère radiale qui passe sur le trapèze.

VII. — MAIN

Paume. — Les plis. — Trois plis principaux :

1° *Pli supérieur*, presque vertical, se creuse dans le mouvement d'opposition du pouce : c'est la fameuse ligne de vie des chiromanciens ;

2° *Pli moyen*, à peu près horizontal, répond à la flexion de l'index ;

3° *Pli inférieur*, parallèle au précédent, répond à la flexion des trois derniers doigts.

Les deux derniers plis, souvent très rapprochés, pourraient être réunis en un seul : *grand pli de flexion des quatre derniers doigts.*

Arcade palmaire superficielle (arcade cubitale). — Formée par le prolongement en crosse de la cubitale et son anastomose avec la radio-palmaire, branche de la radiale, l'arcade artérielle, superficielle, à concavité supérieure, repose sur les tendons fléchisseurs, immédiatement au-dessous de l'aponévrose palmaire.

La branche palmaire superficielle du nerf cubital suit le trajet de l'artère cubitale : elle donne les collatéraux palmaires interne et externe du petit doigt, et interne de l'annulaire.

Les branches du nerf médian, sous-jacentes à l'arcade artérielle, vont former les sept autres collatéraux palmaires. — Une anastomose unit les deux nerfs : elle répond à la partie la plus basse de l'arcade et lui est sous-jacente.

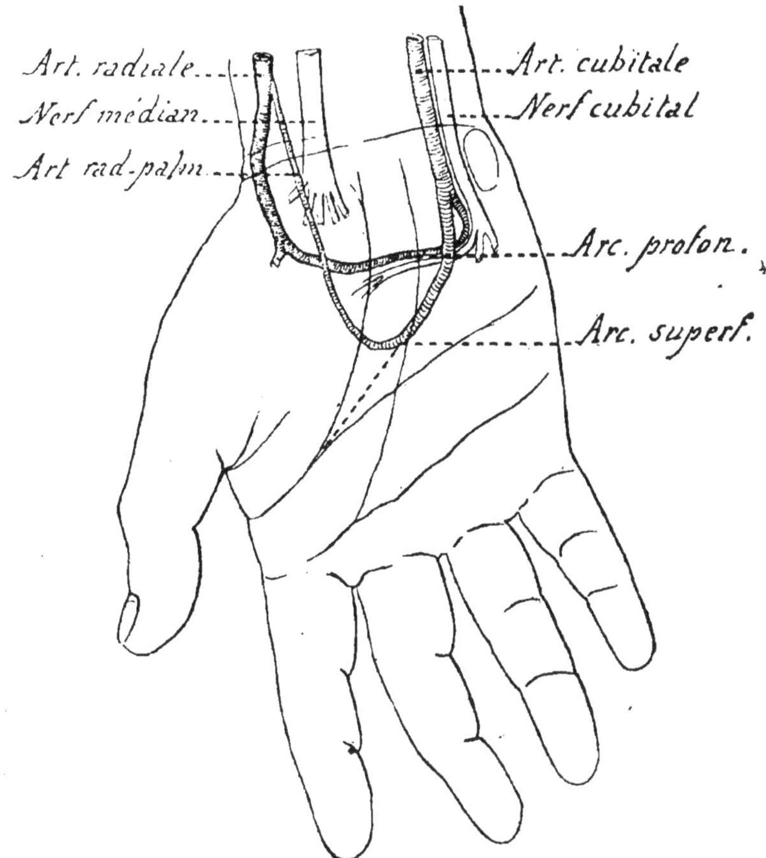

Sch. 19. — *Arcades palmaires ; mise à nu de l'arcade palmaire superficielle.*

M. à n. — La bissectrice du pli supérieur et du pli moyen croise l'arcade palmaire, au niveau d'une ligne horizontale menée par le fond de la commissure du pouce (ou mieux continuant le bord interne du pouce, ce doigt étant dans l'abduction complète). Après avoir tracé ces deux lignes, incisez sur la bissectrice jusqu'à l'aponévrose, et disséquez un peu les deux lèvres de la plaie, *très difficiles à écarter*. Chargez l'aponévrose palmaire sur une sonde cannelée; après vous être assuré par une palpation attentive que vous n'avez pas chargé en même temps l'artère sous-jacente, coupez cette aponévrose: écartez avec deux pinces les lèvres de cette boutonnière aponévrotique, et vous apercevrez, vers le milieu de la plaie, l'arcade palmaire superficielle avec ses veines satellites.

Anastomose du médian et du cubital. — Sous l'arcade, une dissection attentive vous permettra d'apercevoir les branches du médian et le petit filet anastomotique du médian avec le cubital; il est généralement placé au-dessous et parallèlement à la moitié interne ou cubitale de l'arcade palmaire. Je répète qu'une dissection attentive est nécessaire pour cette recherche. Si elle n'aboutit pas, vous devrez prendre le tronc du cubital au niveau du poignet et le suivre avec attention en descendant vers la paume.

Arcade palmaire profonde (arcade radiale) et branche profonde du nerf cubital. — Formée par la radiale, qui a gagné la paume par le fond du premier espace interosseux et s'est anastomosée avec la cubito-palmaire, branche de la cubitale, cette arcale décrit une courbe à concavité supérieure, placée sur la base des quatre derniers métacarpiens (Voy. sch. 19). Répondant à un niveau plus élevé que l'arcade palmaire superficielle, elle est profondément située sous les tendons fléchisseurs, sur les muscles interosseux. Elle a pour satellite la branche profonde du nerf cubital, située généralement un peu au-dessous d'elle.

M. à n. — Une ligne transversale traversant la paume de la main à 1 centimètre au-dessus de la ligne qui marque l'arcade artérielle superficielle répond à l'arcade palmaire profonde.

Pour mettre celle-ci à nu, faites une incision médiane sur toute la longueur de la paume : incisez franchement peau, ligament annulaire et aponévrose ; écartez les deux lèvres de la plaie ; coupez transversalement la masse des tendons fléchisseurs un peu au-dessus du poignet, et rabattez-la vers les doigts pour vider la gouttière carpienne de tout son contenu. Cherchez alors dans la profondeur, sous une aponévrose qui la masque, l'arcade artérielle profonde avec la branche profonde du nerf cubital. Souvent elle n'apparaît pas dès l'abord, étant masquée par quelques fibres de l'adducteur du pouce. — N'oubliez pas que c'est la branche profonde du cubital qui innerve les muscles hypothénariens, les deux lombricaux internes, l'adducteur du pouce, et tous les interosseux.

Muscles lombricaux ; leurs nerfs. — Les quatre lombricaux relient les quatre tendons du fléchisseur profond des doigts aux tendons extenseurs des quatre derniers doigts (Voy. sch. 20).

Leur face superficielle répond aux troncs nerveux, artériels et veineux qui vont former les collatéraux des doigts.

Les deux lombricaux externes sont innervés par le médian (filets se détachant des collatéraux correspondants).

Les deux lombricaux internes sont innervés par le cubital (*filets venus de la branche profonde de ce nerf*).

M. à n. — 1er Lombrical. — Incision palmaire, verticale, le long du premier espace interosseux. Sectionnez la peau et l'aponévrose : le muscle vous apparaît. Dégagez avec soin : ménagez la branche du médian (collat. ext. de l'index), plus superficielle que le muscle ; soulevez cette branche : vous verrez s'en détacher un petit filet destiné au lombrical.

2e Lombrical. — Procédez de même par une incision le long du deuxième espace interosseux pour la recherche du muscle et de son nerf.

3e Lombrical. — Faites votre incision dans le troisième espace interosseux. Sous l'aponévrose vous trouverez le filet du médian qui va former les collatéraux interne du médius et externe de l'annulaire : mais vous ne trouverez plus de filet pour le lombrical correspondant, qui est innervé, comme je l'ai dit plus haut, par la branche profonde du cubital. Sous le filet du médian apparaît le troisième muscle lombrical.

4e Lombrical. — Incision dans le quatrième espace ; sous l'aponévrose vous trouvez : 1° le filet du cubital qui donnera les collatéraux interne de l'annulaire et externe du petit doigt; 2° au dessous, le quatrième lombrical.

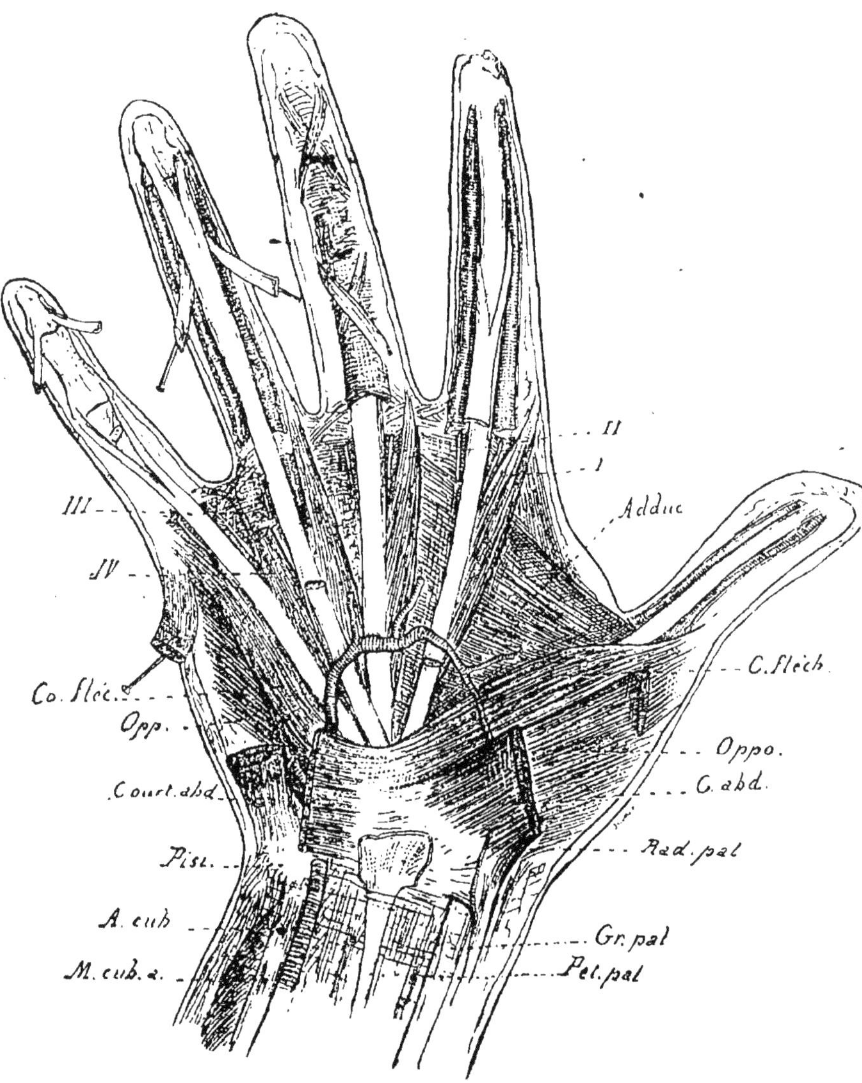

Sch. 20. — *Paume de la main* (muscles des éminences thénar et hypothénar).

Pour trouver les nerfs des troisième et quatrième lombricaux, après avoir mis à nu, par le procédé indiqué, l'arcade nerveuse profonde, soulevez prudemment cette arcade ; vous verrez se détacher de sa convexité deux filets très grêles, qui s'engagent entre les tendons du fléchisseur profond pour gagner les deux lombricaux internes.

Nerf médian. — M. à n. — Vous savez trouver le nerf médian au niveau du poignet, entre les tendons du petit palmaire et du grand palmaire, sur les tendons du fléchisseur superficiel. Descendez sur la face antérieure du poignet et de la paume de la main, une incision continuant la direction du nerf. Coupez le ligament annulaire ; dégagez le nerf, et chargez-le sur une sonde cannelée. Il vous sera facile, avec quelques coups de pince, de dégager ses branches qui se rendent : les externes, très courtes, aux trois muscles superficiels de l'éminence thénar ; les autres, aux parties latérales des doigts, dont elles forment sept collatéraux palmaires (pouce, index, médius et moitié externe de l'annulaire. Voir plus loin).

Grandes gaines synoviales de la paume de la main. — Deux grandes gaines synoviales résultent des mouvements des tendons fléchisseurs dans la gouttière carpienne. L'une, externe, accompagne le tendon du long fléchisseur du pouce, de son insertion phalangienne jusqu'à deux gros travers de doigt au-dessus du ligament annulaire antérieur du carpe ; — l'autre, interne, commence à l'insertion du tendon fléchisseur du petit doigt, s'élargit dans la paume de la main pour envelopper les deux couches des tendons fléchisseurs, et remonte sur l'avant-bras à la même hauteur que la précédente.

M. à n. — Incisez verticalement sur le milieu de la paume de la main jusqu'au ligament annulaire. Sectionnez prudemment, sur la sonde cannelée, le ligament annulaire très épais. Pincez alors le tissu celluleux qui unit les tendons : attirez et coupez d'un coup de bistouri, ou mieux d'un coup de ciseaux, ce que vous avez pincé. Vous ouvrirez ainsi la *gaine externe* en dehors, la *gaine interne* en dedans ; il vous sera facile, en écartant les bords de votre boutonnière avec deux pinces, de faire bâiller les cavités séreuses.

Si vous n'avez pas réussi du premier coup, pincez, coupez et écartez de nouveau.

Vous pouvez encore mettre en évidence les gaines par *insufflation*, en piquant le tissu cellulaire avec la pointe d'un insufflateur.

Éminence thénar. — Quatre muscles disposés en trois plans (Voy. sch. 20).

Le *premier plan*, superficiel, est formé :

En dehors, par le *court abducteur du pouce*, carpo-phalangien ;

En dedans, par le faisceau *superficiel du court fléchisseur*, carpo-sésamoïdien externe.

Le *deuxième plan*, plan moyen, est formé :

En dehors, par l'*opposant du pouce*, carpo-métacarpien, très épais ;

En dedans, par le faisceau *profond du court fléchisseur*, carpo-sésamoïdien externe.

Les deux faisceaux du court fléchisseur, séparés à leur origine, laissent entre eux une gouttière profonde qui loge le tendon du long fléchisseur ; ils se réunissent en bas pour s'insérer au sésamoïde externe et non aux deux sésamoïdes, comme on le dit trop souvent. Ces trois muscles sont innervés par le médian ; souvent le faisceau profond du fléchisseur reçoit un filet du cubital.

Le *troisième plan*, plan profond, est formé par l'*adducteur du pouce*, carpo-sésamoïdien interne ; c'est le premier interosseux palmaire. — L'adducteur est en réalité formé de deux parties : 1° un faisceau supérieur et externe, étroit ; c'est le premier interosseux palmaire ; 2° un faisceau large, disposé en éventail s'insérant à toute la hauteur du 3° métacarpien ; c'est l'adducteur proprement dit.

Ce dernier muscle reçoit un rameau nerveux de la branche profonde du cubital.

M. à n. — Une incision, le long du bord externe de l'éminence thénar, mettra à nu, immédiatement au-dessous de la peau et d'une mince aponévrose, le corps charnu du *court abducteur*.

Faites votre incision sur la moitié interne de l'éminence

thénar, vous mettez au jour le faisceau superficiel du *court fléchisseur*.

Coupez transversalement le court abducteur près de son insertion supérieure ; relevez-le, l'*opposant* apparaîtra.

Quant à l'*adducteur*, sa masse triangulaire apparaît quand les trois muscles superficiels ont été enlevés. Vous pouvez aussi le chercher par la face dorsale du premier espace interosseux : incisez la peau le long de cet espace, vous découvrez le premier interosseux dorsal. Coupez ce muscle ; immédiatement au-dessous de lui, vous dégagez facilement le corps charnu triangulaire de l'adducteur du pouce, premier interosseux palmaire.

Éminence hypothénar. — Quatre muscles, disposés en trois plans (Voy. sch. 20) :

1er *plan.* — *Palmaire cutané.* — Pâle, mince, ce muscle est composé de plusieurs faisceaux, allant de la partie interne du ligament annulaire, à la face profonde de la peau du bord cubital de la main.

2e *plan.* — En dedans, *adducteur du petit doigt*, pisi-phalangien ; en dehors, *court fléchisseur*, carpo-phalangien.

3e *plan.* — *Opposant du petit doigt*, carpo-métacarpien.

Ces quatre muscles sont innervés par le cubital.

M. à n. — Incision longitudinale sur la partie moyenne de l'éminence hypothénar. Section prudente de la peau ; dans la couche graisseuse sous-cutanée apparaîtront les fibres transversales du palmaire cutané. Une dissection prudente achèvera la préparation.

Incisez le long de la moitié interne de l'éminence hypothénar pour mettre à nu le court adducteur ; — sur sa moitié externe, pour découvrir le court fléchisseur. — Incisez sur la partie moyenne de l'éminence ; reconnaissez et dégagez les deux muscles précédents, sous lesquels vous trouvez le corps charnu de l'opposant.

Nerfs collatéraux des doigts. — Chaque doigt possède quatre nerfs collatéraux, deux dorsaux et deux palmaires, tous sous-cutanés : total, 20.

Collatéraux palmaires. — Sur dix, sept sont fournis par le médian (pouce, index, médius et moitié externe de l'annulaire) ; les trois autres sont fournis par la branche superficielle du cubital,

M. à n. — Nous avons appris à mettre ces nerfs à nu par une incision le long de l'espace interosseux correspondant.

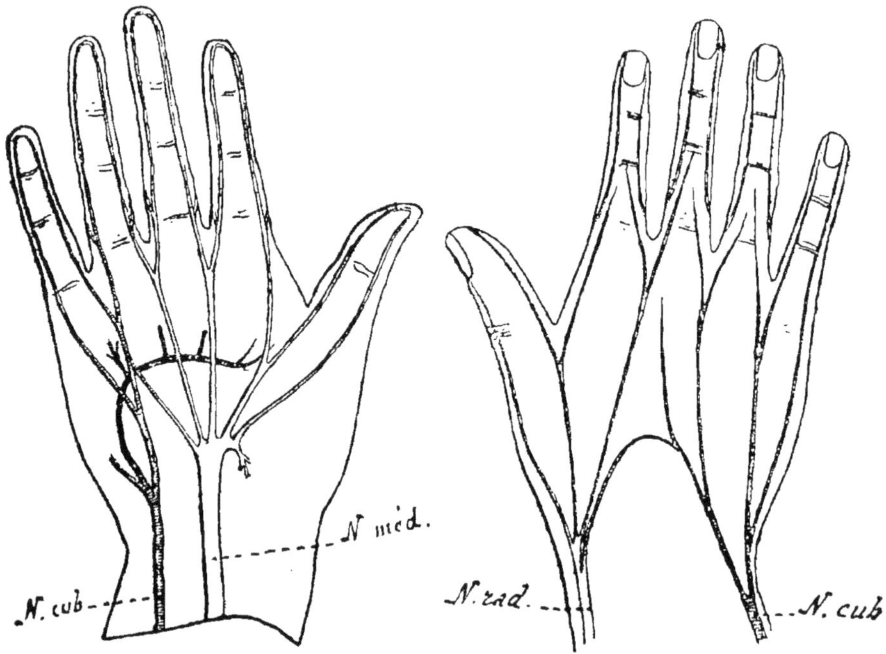

Sch. 21. — *Nerfs de la main* (face palm.). Sch. 22. — *Nerfs de la main* (face dors).

Collatéraux dorsaux. — Les cinq dorsaux externes (pouce, index et moitié externe du médius) sont fournis par le radial ; les cinq dorsaux internes (moitié interne du médius, annulaire et petit doigt) sont fournis par la branche dorsale du cubital.

En résumé, pour 5 doigts, 20 collatéraux ; 10 palmaires, 10 dorsaux :

7 palmaires fournis par le médian ;
3 — — cubital ;
5 dorsaux — radial ;
5 — — cubital.

Toutefois il importe de noter que les collatéraux dorsaux de l'index du médius et de l'annulaire ne dépassent pas la première phalange. Les collat. dorsaux des deux dernières phalanges de l'index et du médius et le dorsal externe des deux dernières phalanges de l'annulaire sont fournis par le médian. En effet des filets venus des collatéraux palmaires correspondant au niveau de l'articulation métacarpo-phalangienne contournent les faces

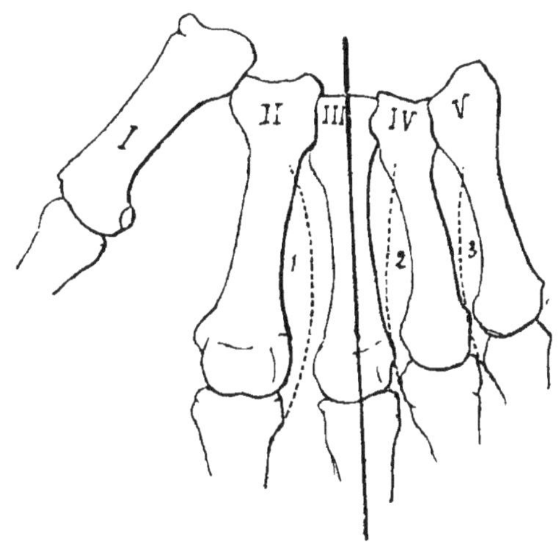

Sch. 23. — *Muscles interosseux palmaires.*

latérales de la première phalange, arrivent à la face dorsale des doigts au niveau de l'articulation phalango-phalanginienne et se distribuent à la face dorsale des deux dernières phalanges.

Quant au dorsal interne qui va aux deux dernières phalanges de l'annulaire, il est formé par un filet venu du collatéral palmaire interne correspondant, branche du cubital.

M. à n. — Pour mettre à nu un de ces collat. dorsaux venus des collatéraux palmaires, incisez la peau de la paume le long des deuxième, troisième ou quatrième espaces interosseux. Immédiatement sous l'aponévrose palmaire, cueillez dans votre pince le tronc qui doit donner le collatéral palmaire correspondant (à côté est l'artère collatérale, née de l'arcade palmaire superficielle). Soulevez le filet nerveux : suivez-le en descendant vers le doigt. Bientôt apparaîtra le filet dorsal qui s'engage sur les côtés de la première phalange.

Muscles interosseux. — Situés dans les espaces intermétacarpiens, ils sont divisés en *dorsaux* et *palmaires* : quatre dorsaux, trois palmaires. — En réalité, les palmaires sont au nombre de quatre, car il convient de comprendre le faisceau ext.

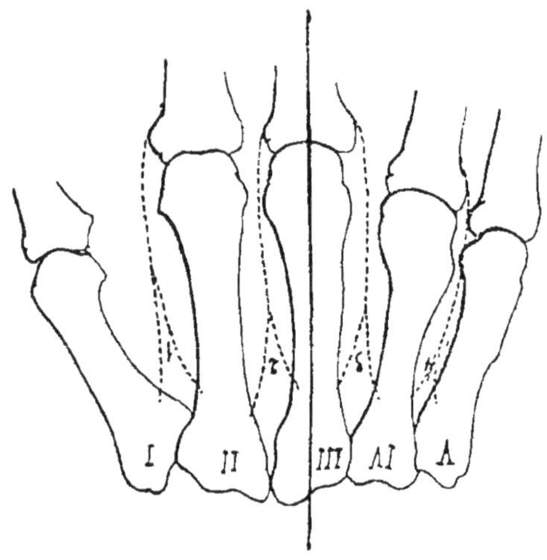

Sch. 24. — *Muscles interosseux dorsaux.*

de l'adducteur du pouce parmi les interosseux palmaires. — Les insertions de ces muscles sont faciles à retenir, pour peu que l'on se rappelle leur action : les interosseux dorsaux sont *abducteurs*, les int. palmaires sont *adducteurs*, l'axe de la main passant par le médius.

Les **interosseux palmaires** étant adducteurs, le médius axe ne peut avoir d'interosseux palmaire. Retenez encore que ces muscles s'insèrent au métacarpien qui supporte le doigt qu'ils sont destinés à mouvoir. Il vous est maintenant facile de tracer sur votre paume les interosseux des 5e, 4e, 2e et 1er doigts, languettes charnues allant de la face axiale du métacarpien au côté axial de la première phalange, puisqu'ils sont adducteurs (Voy. sch. 23).

Les **interosseux dorsaux** sont au nombre de quatre : muscles penniformes, ils s'insèrent, d'une part, aux deux métacarpiens qui limitent l'espace interosseux et, d'autre part, au côté non axial du médius de l'annulaire et de l'index. Le médius axe pouvant être dévié en dedans (adduction) ou en dehors (abduction) aura deux interosseux dorsaux; les autres vont s'insérer au côté non axial de l'annulaire et de l'index. — Le pouce et le petit doigt ont leurs muscles abducteurs décrits avec les masses thénar et hypothénar.

M. à n. — Habituez-vous à tracer sur vos mains le trajet de ces muscles. — Les *interosseux palmaires* sont des corps charnus, fusiformes, visibles à la paume de la main le long du métacarpien du doigt auquel ils appartiennent. Pour les

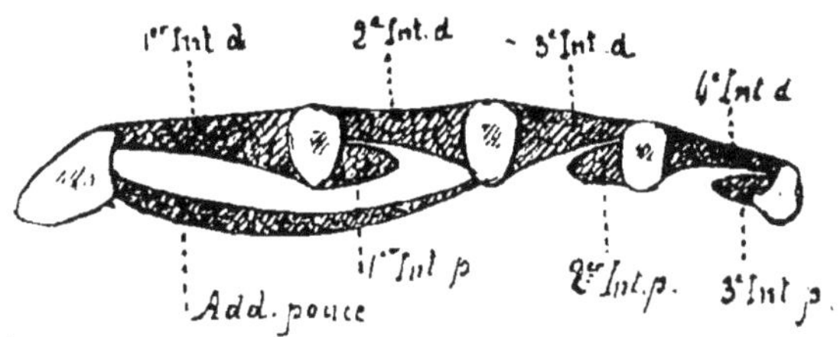

Sch. 25. — *Coupe des interosseux.*

mettre à nu, il faut vider complètement la gouttière carpienne : vous les trouverez le long de la face axiale des cinquième, quatrième, deuxième et premier métacarpiens; ils sont logés dans l'angle rentrant formé par le muscle interosseux dorsal et le métacarpien (Voy. sch. 25); — pour voir le premier (celui de l'index), il faut détacher et rejeter l'adducteur du pouce.

Pour mettre à nu les interosseux dorsaux, il suffit d'inciser la peau sur la face dorsale de la main dans l'espace interosseux correspondant et d'écarter les tendons extenseurs. — Souvenez-vous que *tous* les interosseux sont innervés par le cubital.

En outre de leur action abductrice et adductrice, les interosseux, par la languette qu'ils envoient aux tendons extenseurs, sont fléchisseurs des premières phalanges et extenseurs des deux dernières.

MEMBRE INFÉRIEUR

I. — HANCHE

Région de l'aine. — Reconnaître l'épine iliaque antéro-supérieure. — C'est une manœuvre facile chez les sujets maigres, délicats, et difficile chez les gras. Habituez-vous à cette recherche, précieuse et indispensable quand il faut mesurer les dimensions du membre.

Suivez la crête iliaque d'arrière en avant, *par appositions successives des pulpes digitales;* à l'extrémité antérieure de cette crête, votre doigt reconnaîtra une saillie, l'*épine iliaque antéro-supérieure*, et aussitôt après il tombera dans une dépression (échancrure antérieure et supérieure de l'os coxal). Marquez d'un trait d'ongle ou de crayon le point trouvé ; recommencez plusieurs fois cette exploration. — Surtout ne déplacez pas la peau en traînant vos doigts sur la crête iliaque ; procédez par appositions successives, *pulpe à pulpe.* Ceci est une règle générale, applicable à la détermination de toutes les saillies osseuses ; si, traînant le doigt appuyé, vous déplacez la peau, celle-ci reprend sa place quand votre doigt cesse de la maintenir, et le trait de crayon, d'ongle ou de teinture, qui devait jalonner la saillie, se trouve reporté à 1 ou 2 centimètres du point où celle-ci est réellement.

Reconnaître l'épine pubienne. — Saillie osseuse, répondant à l'insertion de l'arcade crurale, l'épine du pubis est située sur le bord supérieur du pubis, à 2 centimètres de la symphyse ; son sommet proémine directement en avant : sa partie supérieure est creusée d'une gouttière sur laquelle glisse le cordon spermatique.

Empaumez le pénil, en appliquant le pouce et l'index de a main droite dans les plis inguinaux. Ramenez les doigts vers la ligne médiane, en appuyant leur pulpe exploratrice dans la profondeur. Bientôt vos pulpes heurtent et reconnaissent, de chaque côté de la symphyse, une saillie : l'épine pubienne.

Pli de l'aine. — Sillon allant obliquement de l'épine iliaque antéro-supérieure à l'épine pubienne, il répond à l'*arcade crurale* et est déterminé par des adhérences qui vont de la face profonde de la peau à l'arcade : Pétrequin a donné à l'ensemble de ces adhérences le nom de *ligament suspenseur du pli de l'aine.* — Il ne faut point confondre le pli de l'aine avec un autre pli sous-jacent, moins oblique, presque transversal ; ce dernier répond à la flexion de la cuisse sur le bassin et porte le nom de *pli articulaire.*

Arcade crurale (ligament de Fallope ou de Poupart). — C'est une bande fibreuse, reliant l'épine iliaque antéro-supérieure à l'épine pubienne. — En réalité, l'arcade crurale est constituée par les fibres inférieures du tendon du grand oblique. Elle n'est point rectiligne : en effet les fibres tendineuses descendent obliquement en bas et en dedans en décrivant des arcs à concavité supérieure. Ainsi la *gouttière fibreuse* qu'elles forment paraît tordue autour de son axe longitudinal, ou mieux encore, enroulée spiralement autour d'un axe rectiligne fictif allant de l'épine iliaque à l'épine pubienne.

A l'insertion pubienne, quelques fibres se réfléchissent pour s'insérer sur la crête pectinéale, formant ainsi un petit ligament triangulaire, le **ligament de Gimbernat.** — Le ligament de Gimbernat n'est point formé uniquement par des fibres récurrentes : en fait, les fibres inférieures de l'arcade crurale, après s'être infléchies et tordues, se rendent directement à la crête pectinéale, en formant une véritable gouttière à concavité supérieure : c'est dans cette gouttière qu'est reçu le cordon spermatique. Voyez ces fibres sur le schéma 28 qui représente les piliers du canal inguinal.

De plus, du tiers externe de l'arcade crurale se détachent des fibres qui vont se fixer à l'éminence ilio-pectinée ; elles forment la **bandelette ilio-pectinée** ou **arcade crurale profonde.**

La large échancrure du bord antérieur de l'os coxal, déjà convertie en trou par l'arcade crurale, est subdivisée en deux compar-

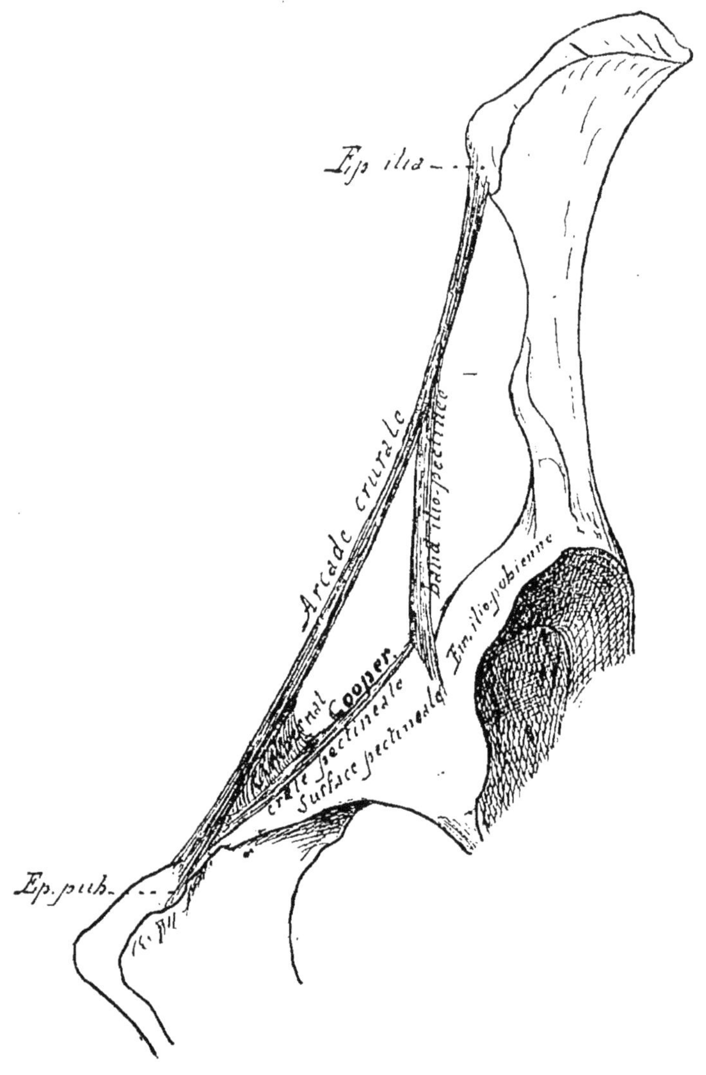

Sch. 26. — *Arcades crurales.*

timents par l'arcade crurale profonde : le compartiment *externe* est occupé par le muscle psoas au côté interne duquel chemine le nerf crural ; l'*interne* constitue ce qu'on appelle à tort l'*anneau crural*. Cette expression est mauvaise : elle tend à faire croire que cet orifice est l'orifice supérieur du canal crural ; tandis que son

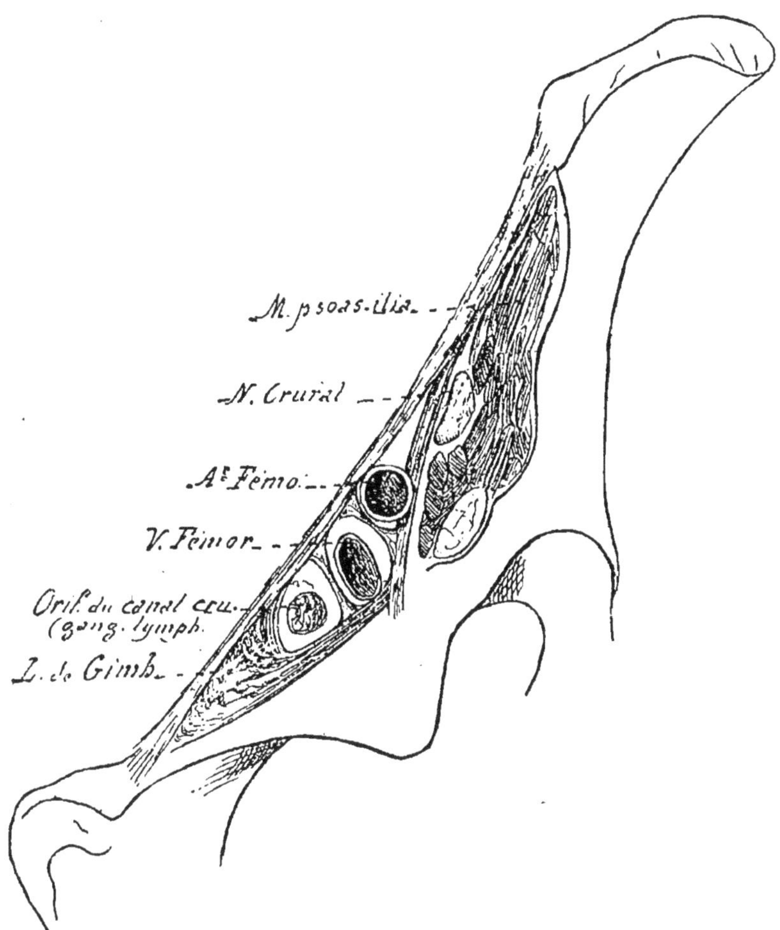

Sch. 27. — *Arcades crurales* (les organes qui passent par les orifices cruraux).

tiers interne seul forme l'orifice du véritable canal crural ; il est mieux d'appeler cet orifice, *orifice supérieur de la gaine des vaisseaux fémoraux*, et de réserver le nom d'orifice du canal crural ou d'**anneau crural** à son tiers interne seulement.

En effet cet orifice forme le cadre d'un canal aponévrotique,

4

prismatique et triangulaire, l'*entonnoir fémorali-vasculaire*, gaine des vaisseaux fémoraux que nous étudierons bientôt. Dans son angle externe passe l'artère fémorale ; dans l'angle postérieur est la veine fémorale ; l'angle interne, libre, représente l'orifice supérieur de ce que nous allons appeler tout à l'heure le *canal crural proprement dit*. Une membrane mince, dite *septum crurale*, dépendance du *fascia transversalis*, ferme cette partie de l'orifice.

M. à n. — Sous-jacente au pli de l'aine, l'arcade crurale est difficile à sentir par la palpation sur les sujets gras, dont la paroi abdominale flasque retombe sur les cuisses : vous devrez donc relever cette paroi avant de procéder à la recherche de l'arcade.

Elle est soulevée en dehors par la saillie du psoas ; aussi ne doit-on guère songer à la sentir dans sa partie externe. Au contraire, dans sa partie interne, là où elle forme le bord antérieur de l'orifice de la gaine des vaisseaux fémoraux, elle est facile à sentir sous les téguments.

Reconnaissez et reliez par une ligne l'épine iliaque antéro-supérieure et l'épine du pubis. Vous aurez la ligne de l'arcade crurale. Habituez-vous à reconnaître et à tracer la ligne de l'arcade. — En clinique, il vous arrivera d'être embarrassé pour qualifier une hernie *inguinale* ou *crurale*. Vous arriverez à faire ce diagnostic en procédant de la façon suivante : après avoir reconnu et tracé l'arcade, vous chercherez le pédicule de la hernie ; s'il sort au-dessus de l'arcade, vous direz hernie inguinale ; hernie crurale, lorsque le pédicule sera au-dessous de l'arcade.

Trajet ou canal inguinal. — Donne passage au cordon chez l'homme, au ligament rond chez la femme. C'est plutôt un trajet interstitiel écartant les éléments constitutifs de la paroi abdominale à ce niveau, qu'un véritable canal (Richet). J'indiquerai rapidement ses orifices et sa constitution.

Très obliquement dirigé en bas, en dedans et en avant, le trajet inguinal présente à considérer deux orifices.

L'un superficiel, cutané ou *inférieur* ; l'autre, profond, péritonéal ou *supérieur*). Les expressions d'orifices externe et interne sont à rejeter). — L'orifice *péritonéal* est une simple fente : limité en dedans par le relief de l'artère épigastrique, il apparaît sous la forme d'une fossette peu profonde, la fossette inguinale externe ; tirez sur le cordon : la fossette se creuse et son sommet s'enfonce dans le trajet inguinal (Voyez *Fossettes inguinales*). — Parfois cette faible dépression est l'orifice d'un véritable canal, vestige du

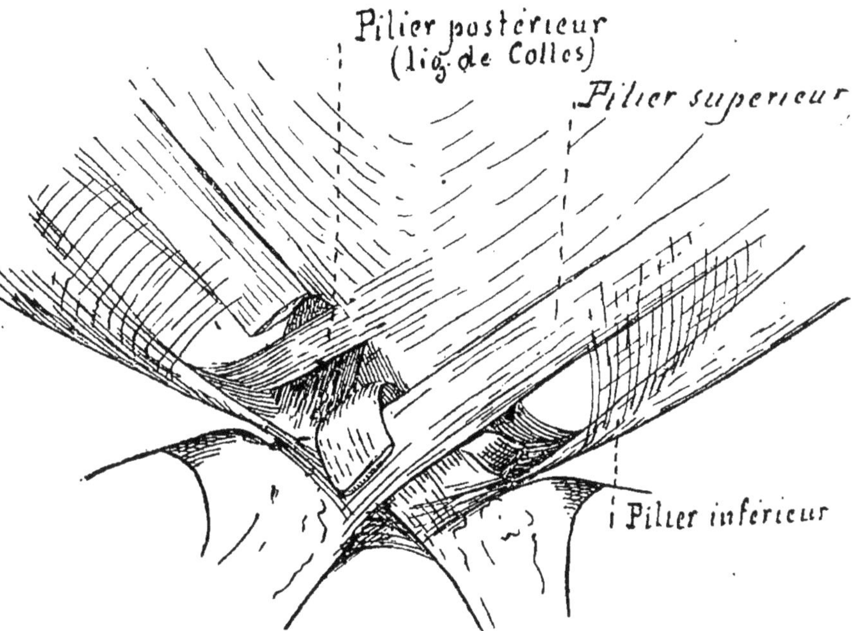

Sch. 28. — *Piliers du canal inguinal* (Le pilier supérieur droit a été incisé et rabattu pour montrer le pilier postérieur ou ligament de Colles).

canal péritonéo-vaginal, qui s'enfonce plus ou moins dans le trajet inguinal.

Orifice cutané et piliers. — Elliptique, à grand diamètre très obliquement dirigé en bas et en dedans, il est limité par deux faisceaux de fibres tendineuses, appartenant au large tendon lamelliforme du grand oblique ; il est donc constitué par l'écartement de deux rubans tendineux : on a donné à ces deux rubans le nom de *piliers de l'orifice* ou *anneau inguinal ;* le pilier inférieur est concave en haut ; le supérieur est presque rectiligne.

Les insertions de ces piliers sont décrites et représentées de façons bien diverses, souvent peu précises ou fausses. Voici ce que la dissection montre : le **pilier inférieur** vient s'insérer par quelques-unes de ses fibres sur l'épine pubienne, tandis que les autres continuent leur trajet au-devant de la symphyse pubienne, où elles s'entrecroisent avec celles du côté opposé. — Les fibres du **pilier supérieur** s'entrecroisent au-devant de la symphyse avec celles du côté opposé et vont s'insérer sur la face antérieure du corps du pubis, jusqu'à un gros tubercule qui marque l'insertion du premier ou moyen adducteur (Richet et nombre d'auteurs disent que ces fibres du pilier supérieur vont s'insérer à l'épine pubienne du côté opposé : je n'ai jamais rencontré cette disposition).

Il est un troisième faisceau ou pilier : on l'aperçoit au fond de l'orifice, après avoir écarté les deux piliers que je viens de décrire : c'est le **pilier postérieur ou ligament de Colles : ses** fibres, suivant une direction inverse à celle des piliers précédents, viennent du grand oblique de l'autre côté (on peut les poursuivre par une fine dissection à travers la ligne blanche et vérifier ainsi leur origine ; j'ai souvent constaté qu'elles venaient du feuillet antérieur de dédoublement de l'aponévrose du petit oblique). Les fibres de ce pilier postérieur (ligament de Colles) vont se perdre sur le tiers interne et sur la portion gimbernatique de l'arcade crurale. — (Ce pilier postérieur forme le sol du trajet inguinal : le cordon repose et se meut sur son plan concave en avant.)

Les piliers supérieur et inférieur sont reliés par des *fibres arciformes* qui préviennent leur écartement.

Le **trajet inguinal,** intermédiaire à ces deux orifices, est limité en avant par l'aponévrose du grand oblique (paroi antérieure), en arrière par le fascia transversalis (paroi postérieure). En bas, ces deux plans aponévrotiques se fixent sur l'arcade crurale, formant avec elle une véritable gouttière (paroi inférieure). En haut, les fibres inférieures du petit oblique descendent entre les aponévroses du grand oblique et du transverse ; elles constituent, si l'on veut, la paroi supérieure du canal. — La longueur du trajet inguinal varie de 3 à 4 centimètres.

M. à n. — Orifice cutané. — Reconnaissez l'épine pubienne : sa face supérieure appartient au trajet inguinal ; elle est souvent excavée en gouttière sur laquelle glisse le cordon émergeant du trajet inguinal. Immédiatement au-dessus de cette épine, votre index sent et relève très bien la dépression et les bords tranchants de l'orifice cutané. — Sur un sujet gras, la recherche est plus difficile. — L'épine pubienne reste le meilleur point de repère; faites donc, à partir de cette épine, une incision parallèle à l'arcade crurale, à 1 centimètre environ au dessus de cette arcade; coupez la peau et la couche souvent très épaisse du pannicule graisseux; faites écarter, reconnaissez l'aponévrose du grand oblique; et, avec l'aide de la pince et de la sonde cannelée, dégagez l'orifice et les organes qui en sortent.

Pilier postérieur ou ligament de Colles. — Après avoir mis à nu l'orifice cutané, sectionnez le cordon à 2 centimètres au dessous; soulevez le bout supérieur et renversez-le sur la paroi abdominale; vous constaterez qu'il repose sur un plan fibreux, le pilier postérieur ou ligament de Colles.

Le cordon est un guide parfait; habituez-vous à remonter avec la pulpe de l'index ou du petit doigt le long du cordon et à introduire le doigt, coiffé du scrotum, dans le trajet inguinal. Votre doigt peut relever la forme, la constitution et les dimensions de l'orifice externe et sentir l'impulsion d'une pointe de hernie.

Canal déférent. — Saisissez le cordon spermatique; faites-le rouler entre la pulpe du pouce et celle de l'index, en appuyant légèrement, comme si vous vouliez le dissocier. Vous reconnaîtrez aisément dans l'épaisseur du cordon un corps dur, cylindrique, roulant sous le doigt : c'est le canal déférent. Lorsque vous l'aurez ainsi reconnu au travers de la peau, rien ne sera plus facile que le mettre à nu après incision de la peau. — Habituez-vous à cette recherche, d'usage fréquent en clinique.

Squelette de la hanche. — **Grand trochanter.** — Éminence osseuse de forme quadrilatère continuant la face externe du fémur, le grand trochanter peut être décrit comme ayant deux faces, quatre angles et quatre bords. — Sa *face externe* est parcourue de haut en bas et d'arrière en avant par une surface rugueuse en forme de virgule, dont la grosse extrémité répond à l'angle postéro-supérieur du trochanter : c'est la surface d'insertion du *moyen fessier*. — Sa *face interne*, qui répond au col, n'est libre que dans sa moitié postéro-supérieure, où elle forme la cavité digitale : dans le fond de cette cavité se voit une facette ovalaire, frappée par l'insertion de l'*obturateur externe*. Au dessus, vers l'angle antéro-supérieur, est une autre facette, plus grande, pour

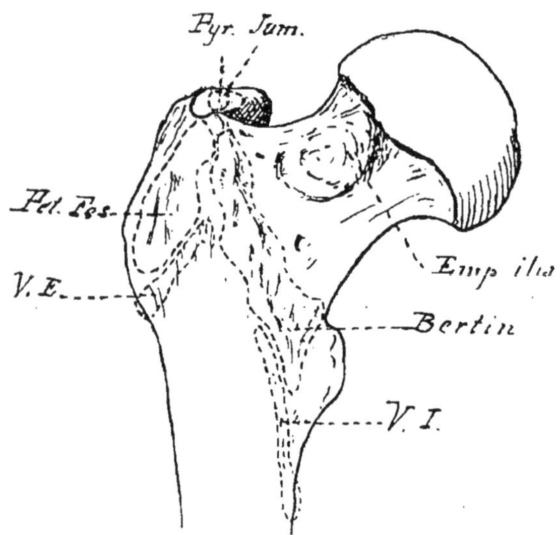

Sch. 29. — *Extrémité supérieure du fémur* (face antérieure).

les tendons réunis de l'*obturateur interne* et des *deux jumeaux*. — Son *bord supérieur* présente une facette ovalaire, répondant à l'insertion du *pyramidal*. — Son *bord antérieur*, aplati, formant une véritable face, donne insertion au *petit fessier*. — Le bord inférieur, constitué par une ligne de rugosités, donne attache au *vaste externe*. Son bord postérieur, enfin, très saillant, se dirige vers le petit trochanter : il commence la ligne intertrochantérienne postérieure : au milieu de cette ligne se trouve un tubercule, assez gros : c'est le *tubercule du carré crural*. Ce muscle ne s'insère pas, en effet, au bord postérieur du grand trochanter, mais à une ligne verticale continuant l'interstice de la ligne âpre, et se terminant en haut à ce tubercule.

Exploration. — Sur une fesse maigre, on peut toujours saisir avec les doigts le grand trochanter et explorer ses trois bords antérieur, supérieur et postérieur. Mais sur une fesse grasse ou œdémateuse, l'exploration devient difficile : le bord supérieur et les angles qui le terminent sont seuls accessibles à la palpation.

Rappelez-vous pour vos diagnostics futurs que, dans la demi-flexion de la cuisse sur le bassin, le grand trochanter est sur la ligne droite qui unit l'épine iliaque antérieure et

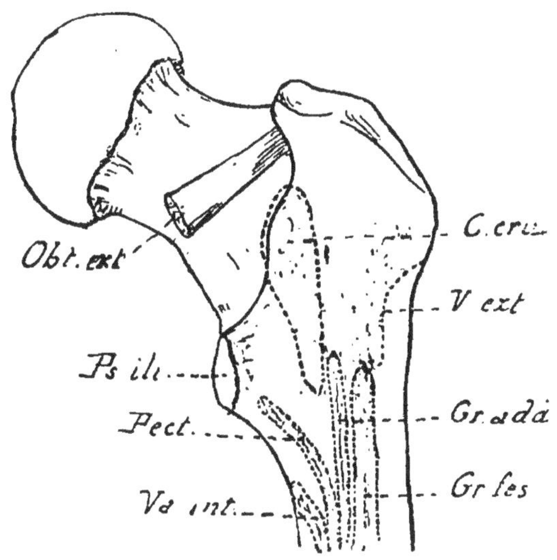

Sch. 30. — *Extrémité supérieure du fémur* (face postérieure).

supérieure à l'ischion, et à égale distance de ces deux éminences osseuses (ligne ilio-ischiatique ou de Nélaton-Roser).

Exploration de l'articulation. — Immédiatement au-dessous du pli de l'aine, dans le fond du triangle de Scarpa, on peut sentir sous le doigt la tête fémorale, dans l'interstice du psoas et du pectiné. Sur les sujets maigres on peut même voir la saillie dessinée par la tête fémorale dans l'aire du triangle de Scarpa.

Reconnaissez, d'une part, l'épine iliaque antérieure et supérieure, et, d'autre part, la tubérosité de l'ischion : réunissez ces deux saillies osseuses par une ligne : vers le milieu de cette ligne le grand trochanter fait saillie ; constatez que la ligne ilio-ischiatique rencontre le sommet du grand trochanter, c'est la ligne de *Nélaton-Roser*. Remarquez en même temps que le grand trochanter est à peu près à égale distance des extrémités de cette ligne.

Mais il n'est pas toujours aisé de bien econnaître le grand trochanter : le sujet peut être très gras ou très œdémateux, et l'exploration devient impossible. Souvenez-vous alors que la tête fémorale est accessible au pli de l'aine et que la cavité cotyloïde est à peu près sous-jacente à l'épine iliaque antérieure et supérieure. Reconnaissez cette épine, et joignez-la par une ligne à l'épine pubienne ; sur le milieu de cette ligne élevez une perpendiculaire : elle coupera en deux parties à peu près égales la tête du fémur. C'est une bonne ligne de repère pour l'exploration de l'articulation coxo-fémorale.

L'articulation de la hanche peut encore être explorée par sa face postérieure. Mettez la cuisse en flexion : à travers l'épaisse couche musculaire de la fesse, vos doigts peuvent alors explorer la moitié postérieure de la tête fémorale, que la flexion a dégagée de la cavité cotyloïde. C'est là un procédé que conseille le professeur Lannelongue pour l'examen de l'articulation atteinte ou soupçonnée de coxo-tuberculose.

Ligament de Bertin. — Je me suis attaché, dans l'arthrologie du *Traité d'Anatomie humaine*, t. I, pages 657 et 670, à rectifier les erreurs courantes sur le ligament de Bertin. — Il faut comprendre sous le nom de *ligament de Bertin* tout le ligament ilio-fémoral. Bertin l'a décrit dans les termes suivants : « Le ligament orbiculaire de la hanche est fortifié antérieurement par un ligament que j'appelle *antérieur* et *supérieur*. Ce ligament va de l'épine iliaque antérieure et inférieure à une ligne oblique placée sur la base du col du fémur. » Le ligament de Bertin est donc bien l'éventail fibreux ilio-fémoral, avec ses renforcements supérieur et inférieur. — C'est lui que Bigelow, et d'autres après, ont décrit sous le nom de ligament en Y. — Rendons à Bertin ce qui est Bertin.

Ligament dit rond. — C'est un ligament interarticulaire, dont le sommet se fixe dans la fossette de la tête fémorale et dont

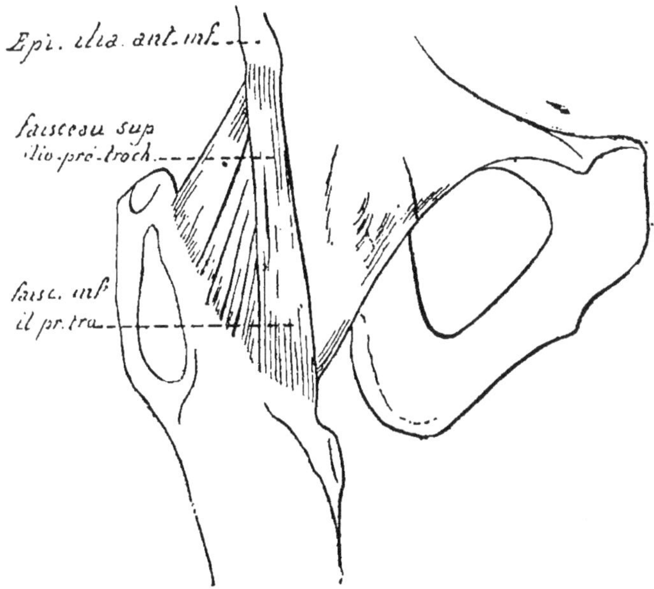

Sch. 31. — *Ligament de Bertin.*

la base va se fixer par deux bords épaissis aux extrémités de l'échancrure cotyloïdienne, *en dehors de l'articulation.*

M. à n. — Une incision circulaire de la capsule fibreuse permet de sortir la tête fémorale de la cavité cotyloïde : les deux os peuvent être écartés, n'étant plus reliés que par le ligament dit rond.

Fesse. — Exploration. — Quatre repères osseux sont sur les limites de la région : 1° en dedans, la *crête sacrée*, facile à explorer sur la ligne médiane ; 2° en dehors, le *bord postérieur du grand trochanter* formant la limite externe de la moitié inférieure de la région (remarquez son angle postéro-supérieur très saillant; 3° en bas, la saillie volumineuse de l'*ischion;* 4° en haut, la *crête iliaque.*

Suivez cette crête d'avant en arrière, pulpe à pulpe, avec le pouce profondément appuyé ; à sa partie postérieure, à deux petits travers de doigt de la ligne médiane, votre doigt rencontre un gros tubercule arrondi, et immédiatement fait chute dans une dépression peu profonde. Le tubercule, c'est l'*épine iliaque postérieure* et *supérieure :* la dépression, sous-jacente, répond à l'interligne sacro-iliaque. C'est dans cette fossette que vous pourrez utilement explorer l'articulation sacro-iliaque pour vos diagnostics de sacro-coxalgie.

Après avoir reconnu et marqué d'un trait d'ongle l'épine iliaque postérieure et supérieure, reconnaissez et marquez également l'angle postéro-supérieur du grand trochanter : joignez ces deux repères osseux par une ligne : vous aurez la direction des fibres du grand fessier. Cette ligne répond, dans la profondeur, à l'interstice qui sépare le bord supérieur du pyramidal du bord inférieur du moyen fessier.

N'oubliez pas cette ligne de repère, *ilio-trochantérienne :* c'est elle qui nous mènera sur la plupart des organes que nous avons à mettre à nu dans cette région.

La fesse, lorsqu'elle n'est point grasse, globuleuse, présente un méplat qui, dans la moitié inférieure, devient une véritable gouttière : la *gouttière du nerf sciatique.* Elle commence entre l'ischion et le grand trochanter, et se continue sur la face postérieure de la cuisse : elle est à peu près verticale, très visible sur les sujets maigres, dans l'extension de la cuisse, elle se creuse davantage quand, à cette extension, s'ajoute le contact des talons. Chez les sujets gras, elle est facile à déterminer par la palpation : les doigts s'y enfoncent et la délimitent.

Pli fessier. — Immédiatement au-dessous de l'ischion commence un pli qui coupe *transversalement* la racine de la cuisse et forme la limite inférieure de la fesse ; c'est le pli fessier, qui n'est point dû, comme on l'a dit, au relief du bord inférieur du grand fessier, car ce bord *oblique* coupe le pli fessier *transversal*, mais à des adhérences profondes unissant la peau au squelette (Richer et Poirier, *in Anatomie artistique*, Richer, 1888).

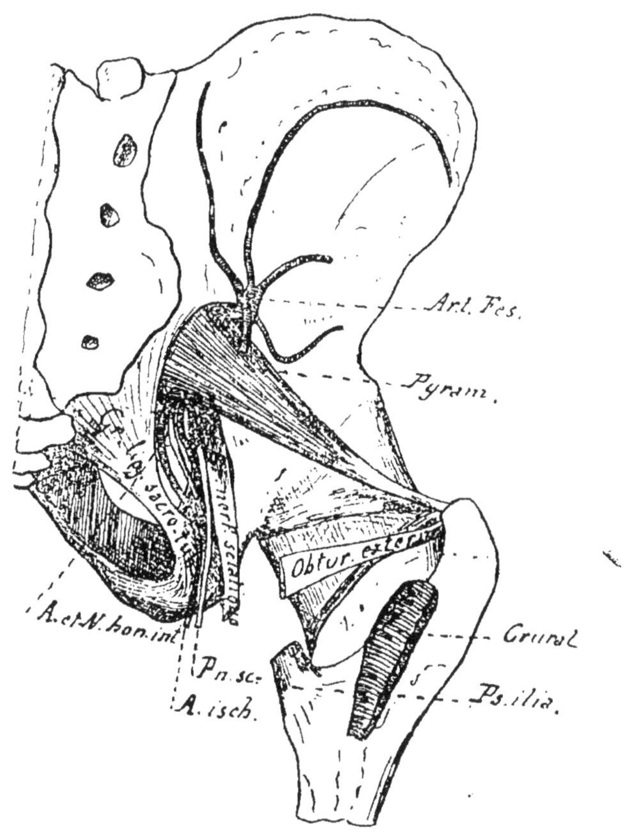

Sch. 32. — *Le grand trou sciatique* (les organes qui en émergent).

Ligaments sacro-sciatiques. — Au nombre de deux ils transforment en trous la vaste échancrure qui sépare le bord postérieur de l'os coxal des bords du sacrum et du coccyx : un trou supérieur répondant à la grande échancrure sciatique, par lequel passent le muscle pyramidal et un certain nombre d'organes que nous allons étudier dans un instant; un trou inférieur, répondant à la petite échancrure sciatique qui livre passage à l'obturateur interne et au paquet vasculo-nerveux honteux interne, sortant du bassin pour entrer dans le plancher pelvien.

Grand ligament sacro-sciatique. — Irradié en éventail de l'ischion aux épines iliaques postérieures, et aux bords du sacrum et du coccyx, il est recouvert par le grand fessier, qui prend sur lui une partie de ses insertions (Voy. sch. 31).

M. à. n. — Reconnaissez l'anus et le coccyx : de chaque côté de cette ligne ano-coccygienne vos doigts s'enfoncent facilement dans l'excavation ischio-rectale. Bientôt ils accrochent, la pulpe étant tournée en haut, le bord inférieur du grand ligament sacro-sciatique. Après avoir ainsi reconnu ce bord, incisez la peau et quelques fibres du grand fessier; faites écarter et vous verrez le bord inférieur du grand ligament. Faites récliner la lèvre supérieure de votre plaie qui contient le grand fessier. Vous pouvez alors détacher facilement les insertions que ce muscle prend sur le ligament, et dénuder le ligament dans toute son étendue. — Assurez-vous de sa force en soulevant le bassin et tout le sujet avec le ligament chargé sur un écarteur.

Petit ligament sacro-sciatique. — Situé en avant du grand, il a la forme d'un triangle, dont la base s'insère sur le bord du sacrum et du coccyx, et sur la face antérieure du grand ligament, et dont le sommet se fixe sur l'épine sciatique.

M. à n. — Mettez à nu le grand ligament. Coupez-le dans son tiers moyen, relevez et écartez ses deux chefs. Au-dessous de lui, vous trouvez les *vaisseaux* et le *nerf honteux internes* passant sur la petite épine sciatique. Sur le sommet de cette épine s'insère le petit ligament facile à mettre en évidence.

Organes émergeant du bassin par la grande échancrure sciatique. — La grande échancrure est transformée par le ligament en *grand trou sciatique*, limité : en haut et en dehors, par le rebord osseux de l'os coxal ; en dedans, par le bord externe du grand ligament sacro-sciatique ; en bas, par le bord supérieur du petit ligament sacro-sciatique. Par ce trou sortent du bassin les organes suivants : le *pyramidal* qui, de la face antérieure du sacrum, aboutit au bord supérieur du grand trochanter : recouvert par le grand fessier, il confine par son bord supérieur au moyen fessier ; — entre ces deux muscles, passent les *vaisseaux* *et nerfs fessiers supérieurs.* Sous le bord inférieur du pyramidal, émergent : 1° le *grand nerf sciatique ;* branche terminale du plexus sacré, il se place immédiatement dans la gouttière ischio-trochantérienne dont le fond est formé par les jumeaux pelviens, l'obturateur interne et le carré crural ; — 2° sur la face postérieure, et un peu en dedans de ce gros cordon nerveux, le *petit nerf sciatique*, ou fessier inférieur, branche collatérale du plexus sacré ; — 3° un peu plus en dedans, l'*artère ischiatique*, née de l'hypogastrique, et qui passe sur le sommet du petit ligament sacro-sciatique ; — 4° les *vaisseaux et le nerf honteux internes*, qui, sortis du bassin par la grande échancrure, contournent l'épine sciatique, et entrent par la *petite échancrure* dans le plancher périnéal : l'artère honteuse interne est une branche de l'hypogastrique : le nerf, son satellite, naît du plexus sacré.

M. à n. — Reconnaissez, entre l'ischion et le grand trochanter, la gouttière fessière. Sur cette gouttière, faites une incision verticale de la crête iliaque au pli fessier. Après avoir coupé la peau, le pannicule graisseux, et la très épaisse couche du grand fessier, vous apercevez au fond de l'incision le tronc énorme du grand nerf sciatique : reconnaissez-le, ce sera votre fil d'Ariane. Suivez-le de bas en haut : vous arrivez sur le bord inférieur du pyramidal. Agissez prudemment de la pince et de la sonde cannelée ; reconnaissez et chargez successivement : en dedans du gros nerf, le *petit nerf sciatique*, au côté interne duquel chemine l'*artère ischiatique*. Plus en avant, sur l'os, on trouve le *paquet vasculo-nerveux honteux interne*, l'artère en dedans du nerf.

Artère fessière. — Née de l'hypogastrique au niveau de l'articulation sacro-iliaque, elle se dirige en dehors et sort du bassin en passant entre le bord supérieur du pyramidal et le contour supérieur de la grande échancrure sciatique : là, elle est recouverte par les muscles grand et moyen fessiers. Elle se divise alors en plusieurs branches musculaires. Elle est accompagnée de deux grosses veines qui rendent sa dénudation difficile, et du nerf fessier supérieur, branche collatérale du plexus sacré.

M. à n. — Pour la mettre au jour en son point d'émergence, incisez la peau tout le long de la ligne ilio-trochantérienne. Je vous répète que cette ligne répond à l'interstice du pyramidal et du moyen fessier. Donc, après avoir incisé la peau et toute l'épaisseur du grand fessier en passant entre deux vaisseaux musculaires, *faites écarter* largement. Au fond même de votre incision, vous verrez l'interstice celluleux entre le pyramidal et le moyen fessier : reconnaissez cet interstice ; épongez. Dans sa partie la plus élevée, si vous avez su éclairer votre plaie en faisant écarter les bords, vous *verrez* les vaisseaux fessiers émergeant du bassin contre le rebord de la grande échancrure. Je répète, *vous verrez* : car, une fois de plus, je vous déconseille d'aller avec le doigt explorer le croissant sciatique, et chercher sur le bord tranchant de l'os la sensation d'un cordon aplati qui serait ou ne serait pas l'artère fessière. J'ai vu cent fois dans ces recherches déchirer les grosses veines qui entourent l'artère. Il s'agit là d'une ligature difficile, exceptionnelle, mais qui peut cependan être menée à bien par le procédé que je vous indique.

Emergence du petit nerf sciatique sous le bord inférieur du grand fessier. — Le *petit sciatique*, que nous avons vu accolé à la moitié interne de la face postérieure du grand sciatique, descend verticalement entre l'ischion et le grand fessier, chemine à la face postérieure de la cuisse, entre l'aponévrose fémorale et les muscles ischiatiques et se termine au creux poplité.

M. à n. — Reconnaissez le bord inférieur du grand fessier : il traverse obliquement la fesse suivant une ligne allant du coccyx vers le tiers supérieur de la face externe de la cuisse. Surtout ne prenez pas pour ce bord le pli fessier : le pli fessier est horizontal ; le bord inférieur du muscle est fortement oblique en bas et en dehors. Incisez sur ce bord ; dégagez-le et relevez-le en disséquant prudemment sa face profonde : vous verrez alors, émergeant sous le bord inférieur du muscle, le cordon blanchâtre du petit nerf sciatique.

Carré crural. — Né de la partie externe de l'ischion, ce muscle se dirige presque horizontalement en dehors pour s'insérer, non au bord postérieur du grand trochanter, mais à une ligne verticale et rugueuse qui continue l'interstice de la ligne âpre du fémur et aboutit à un tubercule formant l'angle postéro-inférieur du grand trochanter.

Ce muscle continue en haut le plan du troisième adducteur; il comble l'espace laissé libre entre l'obturateur interne et le bord supérieur du grand adducteur, et forme, entre ces deux muscles, le fond de la gouttière du nerf sciatique.

M. à n. — Mettez le pied en rotation en dedans. Faites une incision transversale de l'ischion au grand trochanter; coupez à plein tranchant et transversalement toute l'épaisseur du grand fessier. Faites écarter largement : au fond de la plaie apparaît la masse charnue transversale du carré crural, sur laquelle cheminent les nerfs *grand et petit sciatiques* et l'*artère ischiatique*. Incisez verticalement votre muscle, et rabattez en dehors son chef externe : vous constaterez alors qu'il ne s'insère pas du tout à la ligne intertrochantérienne postérieure, mais bien sur la ligne verticale dont je viens de vous parler. Si vous disséquez attentivement la face profonde du carré crural ainsi sectionné, vous découvrirez le tendon de l'obturateur externe et l'anastomose des deux circonflexes, qui cravate le col du fémur en arrière (arcade rétro-cervicale).

II. — CUISSE

Face antérieure. — Exploration. — La face antérieure de la cuisse est une gouttière, la gouttière de l'artère fémorale. Regardez une cuisse sur un sujet musclé : en dehors, le fémur recouvert des muscles extenseurs dessine une saillie cylindroïde verticale ; en dedans, la masse des adducteurs dessine une autre saillie ; entre les deux, une gouttière se prononce, descendant verticalement jusqu'au-dessus du condyle interne où elle disparaît sur le bord interne du membre. Sur le sujet couché, la gouttière apparaît encore, méplat vertical, dans lequel vos doigts plongent et s'enfoncent. Sur la cuisse arrondie par la graisse, on n'en voit plus trace ; cependant là encore une palpation attentive peut reconnaître et tracer les bords et le fond de la gouttière.

Triangle de Scarpa. — Limité en dehors par le *couturier*, en dedans par le *premier* ou *moyen adducteur*, il a pour base l'*arcade crurale*. C'est un triangle creux ; on l'appelle *creux crural* : il est au-dessous de l'arcade crurale, répond au canal crural et est le siège des hernies crurales.

Inspection, palpation. — Les limites de ce triangle apparaissent nettement chez les sujets maigres, surtout lorsque la cuisse est placée en demi-flexion avec abduction ; souvent la tête fémorale dessine sa saillie dans l'aire du triangle. Quand l'œil n'a pu reconnaître les bords, la palpation les limite facilement, et les doigts s'enfoncent dans le centre excavé du triangle.

Nous avons vu les bords. Le *fond* est formé par deux muscles . le psoas-iliaque en dehors, le pectiné en dedans. Ce *creux crural*, à fond musculaire, à bords musculaires, à base fibreuse (arcade) ne reste pas à l'état de creux. L'artère fémorale le traverse, descendant du milieu de la base vers le sommet du triangle ; la veine fémorale, plus grosse que l'artère, longe le bord interne de celle-ci; enfin, en dedans des vaisseaux, on trouve encore un ou deux ganglions lymphatiques.

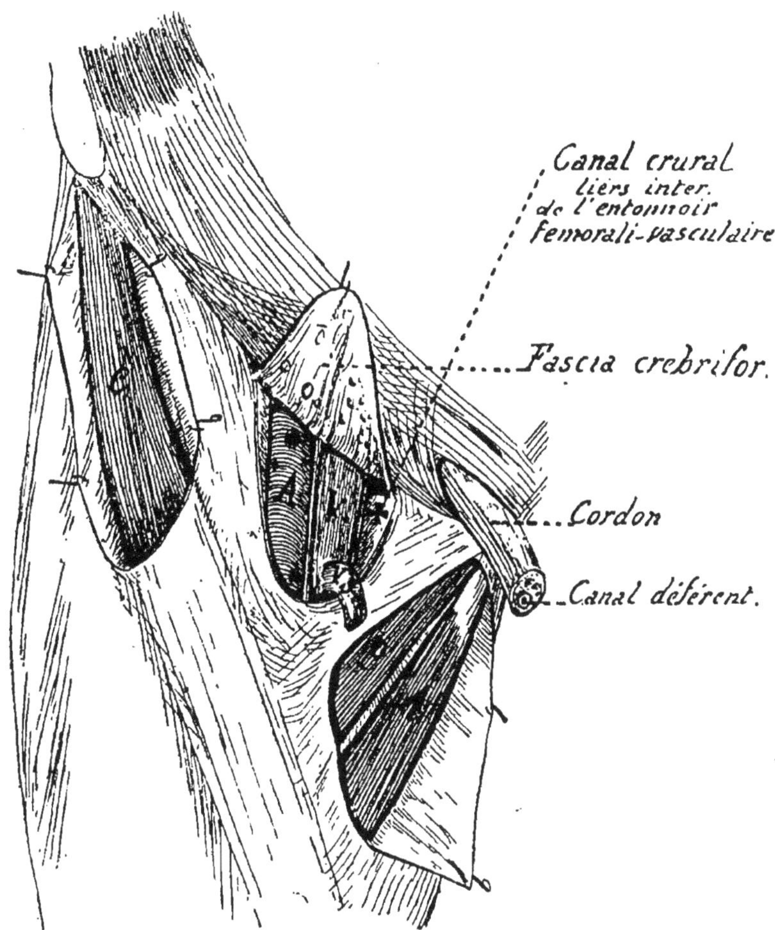

Sch. 33. — *Triangle de Scarpa.* — *Gaine fémorali-vasculaire.* — *Canal crural* (le fascia crebriformis découpé a été relevé pour montrer la fosse ovale).

L'*aponévrose fémorale*, *fascia lata*, tapisse les parois et enveloppe le contenu du triangle ou creux crural. Il est intéressant de suivre son trajet. Après avoir enveloppé le couturier, elle aborde le triangle crural; là *elle se dédouble :* un de ses feuillets, le *profond*, suit les parois musculaires, s'enfonçant d'abord avec le psoas, se relevant ensuite avec le pectiné, et passant derrière les vaisseaux; l'autre, le *superficiel*, passe au-devant des vaisseaux fémoraux. Ces deux feuillets se rejoignent sur le bord interne du triangle, et, ainsi réunis, abordent le moyen adducteur. Par ce dédoublement, suivi de réunion, ils ont constitué une gaine aponévrotique enveloppant les vaisseaux fémoraux et les ganglions lymphatiques contenus dans le creux crural; c'est la gaine des vaisseaux fémoraux ou fémorali-vasculaire, prismatique, triangulaire. Les attaches supérieures de cette gaine se font aux trois bords de cet anneau crural, que j'ai appelé orifice ou *cadre* de l'entonnoir fémorali-vasculaire (Voy. p. 61 et sch. 27).

Examinons cette gaine; elle contient l'artère fémorale dans son tiers externe, la veine fémorale dans sa partie moyenne, un ou deux ganglions lymphatiques dans son tiers interne. Entre l'artère et la veine, entre la veine et les lymphatiques, le tissu cellulaire condensé forme cloison. Et la grande gaine fémorali-vasculaire est ainsi subdivisée en trois compartiments ou loges: 1° la loge externe, *artérielle*; 2° la loge moyenne, *veineuse*; 3° la loge interne, *lymphatique*.

C'est cette loge ou compartiment interne, lymphatique, qui seul doit porter le nom de CANAL CRURAL: il constitue la voie ordinaire des hernies crurales.

Canal crural. — Sa forme est celle d'une pyramide triangulaire. De ses trois parois, l'*externe* est formée par la veine fémorale et la mince cloison celluleuse qui la sépare des lymphatiques; — la *postérieure*, par le pectiné revêtu de son aponévrose; l'*antérieure*, par le feuillet superficiel de dédoublement du fascia lata. — Sa *base* ou *embouchure* répond au tiers interne de l'orifice supérieur de la gaine des vaisseaux fémoraux, véritable anneau crural, et au *septum crurale* qui ferme cet anneau; son sommet répond à l'embouchure de la saphène interne dans la veine fémorale.

La paroi antérieure du canal crural, aponévrotique, porte un nom: c'est le *fascia crebriformis;* en effet, de nombreux vaisseaux lymphatiques venant des ganglions lymphatiques superficiels que nous décrirons dans la couche sous-cutanée du triangle de Scarpa, perforent l'aponévrose, pour se rendre aux ganglions contenus dans le canal crural (loge ou compartiment lymphatique de la grande gaine fémorali-vasculaire). Je me répète, je le sais; je le veux. Et cette aponévrose ainsi perforée, criblée, a reçu le nom de *fascia cribriformis*. — Pendant longtemps on ne décrivit point le fascia cribriformis que le scalpel détachait facilement : cette partie de la gaine fémorali-vasculaire, ainsi dépourvue de sa paroi antérieure, était alors décrite sous le nom de *fosse ovale*.

Couche sous-cutanée du triangle de Scarpa. — Dans la couche sous-cutanée répondant au triangle de Scarpa, il y a :

a) Des groupes ganglionnaires ;
b) La veine saphène interne ;
c) L'artère sous-cutanée abdominale ;
d) Les vaisseaux honteux externes.

Ganglions superficiels. — Dans le tissu cellulaire sous-cutané du triangle de Scarpa, se trouvent des ganglions lymphatiques répartis en trois groupes :

Deux groupes supérieurs, l'un interne, l'autre externe, parallèles à l'arcade crurale ;

Un groupe inférieur, perpendiculaire à cette arcade.

Le *groupe supérieur et interne* répond à la partie interne de l'arcade crurale ; il reçoit les lymphatiques des enveloppes des organes génitaux : c'est le *groupe génital* (Voy. sch. 34).

Le *groupe supérieur et externe*, sous-jacent à la partie externe de l'arcade et parallèle à elle, reçoit les lymphatiques venant de la fesse et de la paroi abdominale : c'est le groupe *abdomino-fessier*.

Le *groupe inférieur*, *vertical*, est formé de ganglions disposés verticalement le long de la saphène ; il reçoit les lymphatiques du membre inférieur : c'est le *groupe crural*.

Rappelez-vous cette disposition anatomique. Les adénites de l'aine sont fréquentes : votre diagnostic ne s'égarera pas. En face d'un bubon du groupe supérieur et interne (*génital*), vous n'irez pas chercher à la jambe la porte d'entrée du produit septique.

M. à n. — Sur les sujets maigres ces ganglions sont perceptibles par le toucher, et quelquefois par la vue, car leur saillie se dessine sous le tégument. Cherchez donc à les voir ou à les sentir avant d'inciser pour les mettre à nu.

Pour découvrir les deux groupes *horizontaux*, incisez la peau parallèlement à l'arcade crurale et à 1 centimètre au dessous. Rabattez en bas votre lambeau cutané et cherchez dans le tissu cellulaire, en dedans le groupe génital, en dehors le groupe abdomino-fessier.

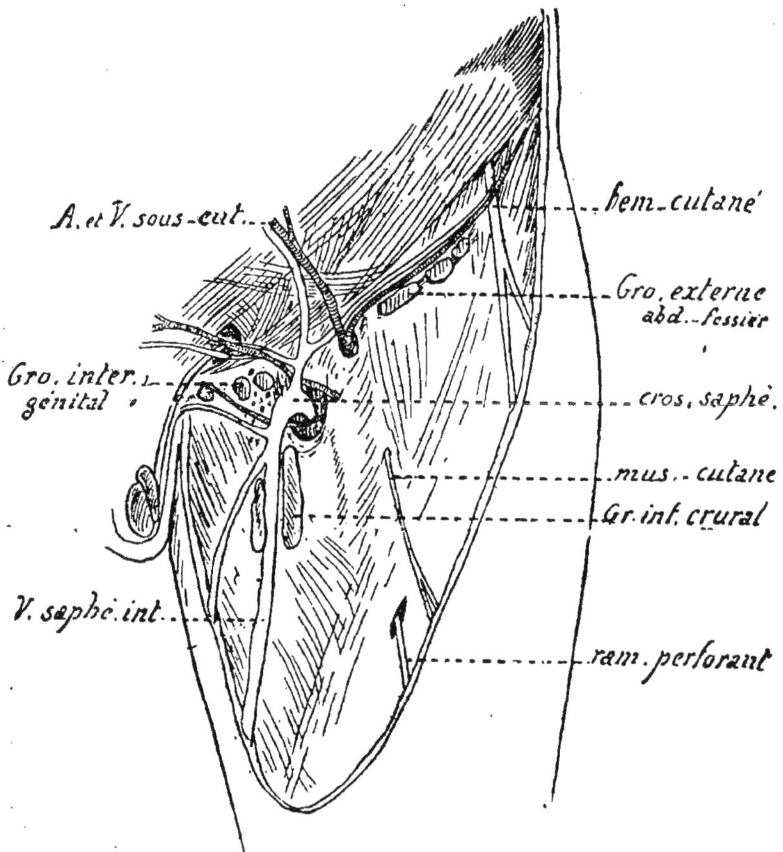

Sch. 34. — Triangle de Scarpa; couche superficielle.

Voulez-vous mettre à nu le groupe crural? Abaissez une incision verticale sur le tiers interne du triangle de Scarpa sur une longueur de 10 centimètres; écartez les lèvres de l'incision; sur un sujet maigre, vous verrez nettement le groupe ganglionnaire. — La recherche est plus difficile sur un sujet gras : il faut chercher les ganglions, *noyaux rougeâtres*, au milieu de la couche graisseuse. Ce groupe ganglionnaire suit le côté externe de la saphène, en rapport avec la crosse de cette veine : prenez donc garde de léser le vaisseau.

Crosse de la saphène. — La saphène interne monte sous-cutanée, tout le long du bord interne du membre inférieur. A deux gros travers de doigt au-dessous de l'artère crurale, elle décrit une courbe à concavité inférieure (crosse de la saphène), traverse l'aponévrose par un large orifice, et s'abouche dans la veine crurale profonde.

Le contour inférieur de l'orifice par lequel la sphère traverse l'aponévrose fémorale, est concave en haut, solide, tranchant ; le doigt l'accroche facilement : il porte le nom de *repli falciforme* (anneau de Hey ou d'Allan Burns).

M. à n. — Si une teinte rougeâtre de la peau ne vous indique pas le trajet de la veine, si le doigt, explorant la région, ne sent pas le ruban veineux, aplati et glissant sur le moyen adducteur, incisez la peau sur le tiers supérieur de la cuisse à un travers de doigt en dedans de la *gouttière fémorale* et parallèlement à elle (Voy. *Art. fém.*) ; écartez, cherchez au fond et sous les lèvres de la plaie. Dégagez, soulevez la veine avec prudence sur une sonde cannelée, vous la verrez s'incurver et perforer l'aponévrose. D'un coup de sonde cannelée, dégagez le repli falciforme et engagez votre doigt dans l'orifice, sous la veine. Remarquez en même temps que les veines honteuses externes s'abouchent dans la crosse.

Couche profonde du triangle de Scarpa. — Tendon et bourse séreuse du psoas. — A sa sortie du bassin, le muscle psoas glisse sur le bord antérieur de l'os coxal et sur la face antérieure de l'articulation coxo-fémorale, pour descendre vers le *petit trochanter*, sur lequel il s'insère. La face profonde du psoas présente un tendon épais sur lequel viennent se terminer les fibres charnues du muscle. — Le glissement de ce tendon sur le bord antérieur de l'os coxal, et sur la tête fémorale soulevant la capsule articulaire, a déterminé en ce point la formation d'une bourse séreuse de vastes dimensions. Chez les jeunes sujets, cette bourse séreuse ne communique jamais avec la synoviale articulaire ; chez l'adulte, la communication est rare ; sur les vieillards, on la rencontre une fois sur dix environ.

M. à n. — Incisez sur les deux tiers externes de l'arcade crurale; reconnaissez l'arcade et au-dessous d'elle le corps charnu du psoas ; du milieu de votre première incision, abaissez une incision verticale; faites écarter: dégagez les deux bords du muscle de façon à pouvoir le pincer; sectionnez transversalement et à fond le corps charnu ainsi pincé: sous sa face profonde la bourse séreuse apparaît béante. Rabattez le bout inférieur du psoas ; vous pouvez alors constater que la séreuse accompagne le muscle jusqu'au petit trochanter.

Artère fémorale. — Nous étudierons bientôt en détail le paquet vasculo-nerveux qui *parcourt le fond du triangle de Scarpa.* Avant cela, il est nécessaire de nous arrêter sur l'artère fémorale : suivons cette artère tout le long de la cuisse. Sa mise à nu, lorsque nous aurons passé en revue ses rapports sur tout son parcours, ne sera plus une chose difficile.

Continuation de l'iliaque externe, la fémorale sort du bassin par l'angle externe de l'orifice des vaisseaux fémoraux. Logée dans la gaine fémorali-vasculaire, elle traverse la cuisse suivant une ligne joignant le milieu de l'arcade crurale (un peu en dedans du milieu de cette arcade) à la partie postérieure du condyle interne du fémur. A quatre travers de doigt au-dessus de ce condyle, elle perfore le troisième adducteur (anneau) et devient poplitée.

Sous-aponévrotique au niveau du triangle de Scarpa, la fémorale est croisée, vers le tiers moyen de la cuisse, par le couturier, son satellite, dit-on ; mauvais satellite, dirons-nous. Au dessous, la paroi antérieure de la gaine s'épaissit et la gaine fémorali-vasculaire devient le canal de Hunter.

La *veine fémorale*, placée d'abord en dedans de l'artère, lui devient postérieure en bas : elle reçoit la veine saphène à un travers de doigt au-dessous de l'arcade crurale.

Le *nerf crural* est situé en dehors de l'artère, séparé d'elle par la bandelette ilio-pectinée. Il s'épanouit immédiatement en un bouquet nerveux, dont une branche, le *saphène interne*, accompagne les vaisseaux fémoraux. L'artère, la veine et le nerf saphène sont enfermés dans une gaine aponévrotique, prismatique et triangulaire, la gaine fémorali-vasculaire, dont nous avons expliqué la formation par dédoublement du fascia lata (Voir *Canal crural*).

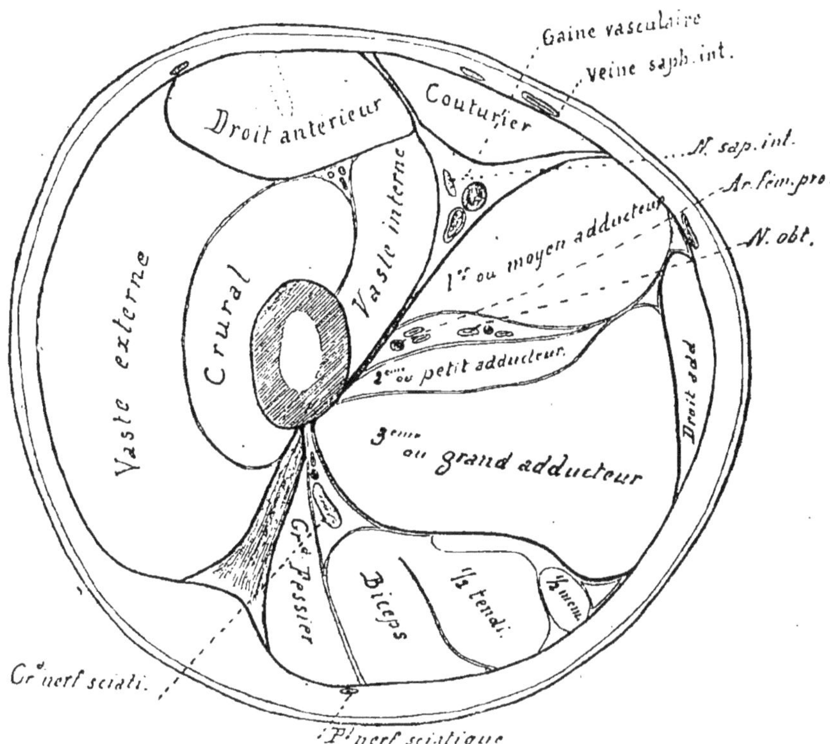

Sch. 35. — *Coupe de cuisse* (c. droit) : à la jonction du tiers supérieur avec le tiers moyen.

M. à n. — Tout le long de la gouttière fémorale, vous trouverez l'artère.

Au triangle de Scarpa. — Sur le tiers supérieur de la gouttière fémorale, faites une large incision empiétant un peu sur l'abdomen. Mettez à nu l'arcade crurale ; écartez les ganglions qui couvrent le fascia lata devenu fascia crebriformis. Chargez ce fascia prudemment sur une sonde cannelée et sectionnez-le de haut en bas. Immédiatement au dessous se trouve l'artère, et en dedans d'elle la veine : le bouquet du crural est à 1 centimètre en dehors et plus profondément (Voy. sch. 27). Donc, pour mettre à nu la veine, portez votre incision à 1 centimètre en dedans du milieu de l'arcade ; —

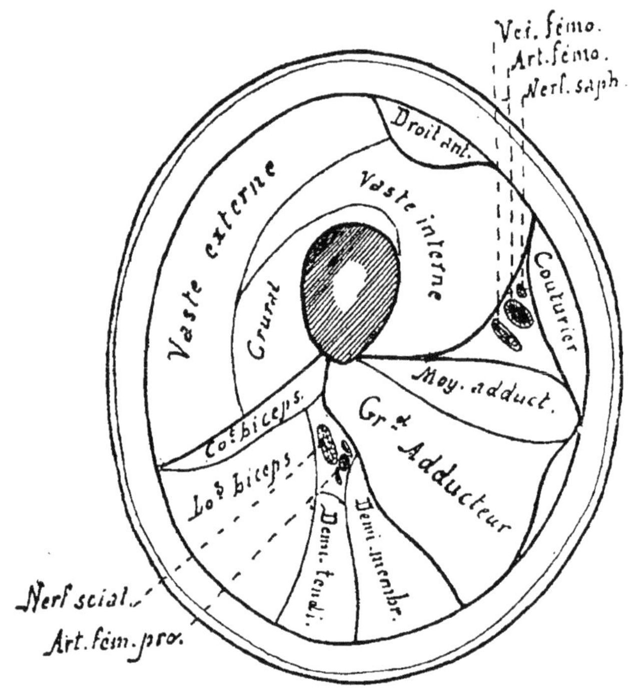

Sch. 36. — *Coupe de cuisse* (c. droit) ; à la jonction du tiers moyen avec le tiers inférieur.

pour trouver le nerf crural, portez-la à 1 centimètre en dehors.

Au milieu de la cuisse. — Sur la gouttière reconnue et tracée, faites une longue incision ; sous la peau, vous rencontrez le corps charnu du couturier. Dégagez-le et rejetez-le sous une des lèvres de la plaie. A la place qu'il occupait, regardez après avoir placé des écarteurs : vous voyez la gaine des vaisseaux fémoraux ; le plus souvent, elle est mince et permet d'apercevoir par transparence le paquet rougeâtre des vaisseaux. Ouvrez cette aponévrose sur la sonde cannelée et chargez : 1° le nerf saphène interne ; 2° l'artère ; 3° la veine, située un peu en dedans et en arrière de l'artère.

Nerf crural. — Branche terminale du plexus lombaire, il sort de l'abdomen sous l'arcade crurale immédiatement en dehors de l'artère crural dont il est séparé par la bandelette ilio-pectinée ; presque aussitôt il se partage en branches terminales, deux antérieures, deux postérieures. Les deux antérieures sont *musculo-cutanées.*

La *musculo-cutanée interne* est très petite, c'est la *branche de la gaine des vaisseaux fémoraux de Cruveilher ;* elle perfore la gaine des vaisseaux fémoraux ; ses rameaux passent en avant et en arrière de ces vaisseaux pour aller les uns au pectiné (*musculo*), les autres à la peau de la partie supérieure et interne de la cuisse (*cutané*).

La *musculo-cutanée externe* donne trois branches perforantes qui traversent le muscle couturier pour se rendre à la peau de la région antéro-externe de la cuisse (voy. sch. 34), et d'autres branches plus petites qui s'épuisent dans le couturier. De la grande perforante se détache un rameau qui pénètre dans la gaine des vaisseaux fémoraux, suit cette gaine jusqu'au canal Hunter et sort de ce canal par un orifice supérieur à l'orifice du saphène : c'est l'*accessoire du saphène interne.*

Les deux br. postérieures sont : le *nerf du quadriceps fémoral,* qui se divise en branches destinées à chacune des portions du muscle, et le *nerf saphène interne,* qui va s'engager dans la gaine des vaisseaux fémoraux qu'il suivra jusqu'au canal de Hunter.

M. à n. — Sur l'arcade crurale, à un travers de doigt en dehors du milieu de cette arcade, commencez une incision descendant verticalement sur le psoas ; après section de la peau et de l'aponévrose, reconnaissez le corps charnu de ce muscle ; dégagez son bord interne sur lequel vous trouvez le nerf crural émergeant de l'abdomen en dehors de l'artère dont il est séparé par la bandelette ilio-pectinée (Voy. sch. 27) ; isolez le tronc nerveux très gros, toujours très tendu ; chargez-le sous l'arcade. Il est désormais facile de suivre ses diverses branches ; une seule, la petite musculo-cutanée interne (branche de la gaine des vaisseaux fémoraux), exige une dissection minutieuse ; elle se dégage de la partie interne du tronc, sous l'arcade ou un peu au dessus, et s'engage aussitôt dans la gaine fémorali-vasculaire pour se rendre au pectiné qu'elle aborde par sa partie externe.

Nerf fémoro-fessier (fémoro-cutané). — Branche collatérale du plexus lombaire, il sort d'ordinaire du bassin immédiatement en dedans de l'épine iliaque antéro-supérieure (quelquefois à 1 ou 2 centimètres en dedans) (Voy. sch. 34). Il passe à travers l'arcade fémorale et s'engage dans l'épaisseur du fascia lata, dont il ne se dégage qu'à 2 ou 3 centimètres plus bas pour devenir sous-cutané ; il se bifurque en branche postérieure ou fessière, et branche fémorale ou descendante.

M. à n. — C'est une recherche délicate. Commencez sur l'épine iliaque une incision que vous prolongez sur le tiers externe de l'arcade crurale. Découvrez l'arcade, et, prudemment, de la pince et du bistouri, disséquez-en les fibres, couche par couche, jusqu'au psoas sous-jacent : sur le fond rouge du muscle vous verrez, tout contre l'épine iliaque et immédiatement en dedans d'elle, un cordon blanc, verticalement dirigé : c'est le nerf fémoro-fessier. — Si vous ne le trouvez pas à ce niveau, ouvrez la paroi abdominale, et cherchez-le dans la fosse iliaque, entre le psoas et le péritoine.

Tenseur du fascia lata. — Le corps charnu du muscle descend, sur la face externe de la cuisse, de l'épine iliaque antérieure et supérieure vers la tubérosité externe du tibia, où le *tubercule de Gerdy* marque son point d'insertion. Ce corps charnu, très court, répond au tiers supérieur de la cuisse ; plus bas il est continué par une large bande aponévrotique, qui se confond avec le fascia lata et sert de tendon au muscle. Le nerf de ce muscle vient du nerf fessier supérieur et aborde le tenseur par sa face profonde.

M. à n. — La rotation en dedans du membre inférieur déprime le tendon et permet de sentir le relief du corps charnu. Ayant mis le membre dans cette position, abaissez une incision verticale sur le tiers externe de la cuisse, en partant de l'épine iliaque antéro-supérieure : coupez la peau, le tissu cellulaire sous-cutané et le feuillet superficiel du dédoublement aponévrotique qui enveloppe le muscle. Cherchez le nerf à la face profonde du muscle.

Bandelette de Maissiat. — C'est une bande épaissie du fascia lata, qui va du gros tubercule placé à la jonction des trois quarts postérieurs avec le quart antérieur de la crête iliaque (Voy. sch. 40) au condyle tibial externe. Lorsque vous placez la cuisse en adduction forcée, la bandelette se tend, déprime les muscles sous-jacents, et creuse un sillon sur la face externe de la cuisse.

M. à n. — Incisez le long de ce sillon, vous mettrez à nu cette bande épaissie du fascia lata.

Quadriceps fémoral (extenseur de la cuisse). — Comprend quatre corps musculaires : le droit antérieur, le vaste externe, le vaste interne et le crural.

1° Le **droit antérieur** naît de l'os iliaque par deux tendons : l'un *direct*, s'insère sur l'épine iliaque antéro-inférieure ; l'autre, *indirect* ou *réfléchi*, dans la gouttière sus-cotyloïdienne.

M. à n. — Ces deux tendons, situés profondément, sont masqués par le tenseur du fascia lata, le couturier, le moyen et le petit fessier et le psoas iliaque. Partant de l'épine iliaque antérieure et supérieure, descendez sur le tiers supérieur de la cuisse une *incision verticale* ; — vous découvrez un triangle aponévrotique limité en dedans par le couturier, en dehors par le tenseur du fascia lata ; fendez l'aponévrose sur toute la longueur de la plaie ; reconnaissez et dégagez le bord externe du psoas ; rejetez en dedans ce muscle sous lequel le *tendon direct* apparaît (des écarteurs, s. v. p.). — Pour mettre à nu le *tendon réfléchi*, procédez de même : après que vous aurez mis à nu et chargé le tendon direct, pincez et coupez transversalement *toute l'épaisseur* de la lèvre externe de votre incision, c'est-à-dire le tenseur et les fibres antérieures du petit et moyen fessier ; faites écarter ; reconnaissez alors le sourcil cotyloïdien au-dessus duquel est le tendon réfléchi, arciforme; tirez énergiquement sur le tendon direct et vous verrez le tendon réfléchi dans un dédoublement fibreux,

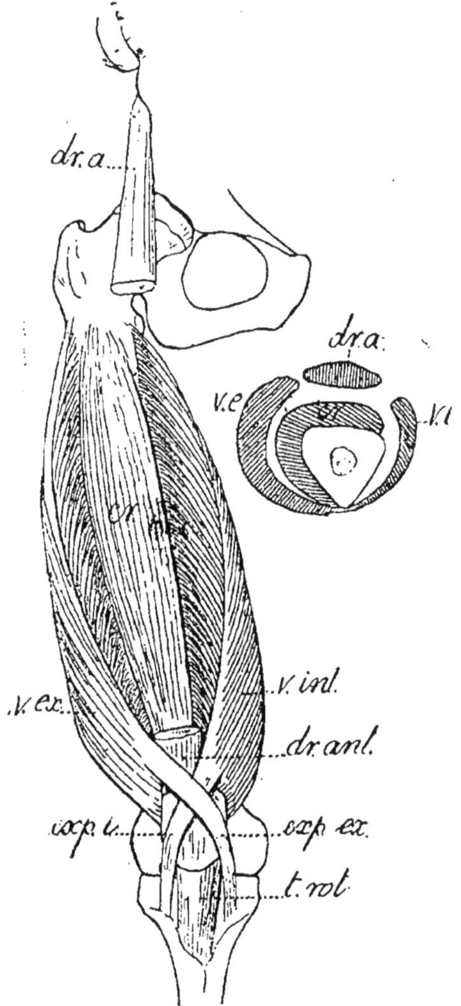

Sch. 37. — *Quadriceps fémoral.*

duquel il est aisé de le dégager. — Au cas où vous vous égareriez dans cette recherche des tendons du droit antérieur, découvrez et prenez le corps charnu fusiforme de ce muscle par une incision allant de l'épine iliaque antérieure et supérieure à la base de la rotule et remontez jusqu'aux tendons.

2° Le **vaste interne** prend insertion sur toute la hauteur de la lèvre interne de la ligne âpre, continuée par la *ligne spirale* qui contourne le petit trochanter et passe en avant de lui; il ne prend, quoi qu'en disent tous les auteurs, aucune insertion à la face interne du fémur qui reste libre de toute insertion musculaire.

M. à n. — Le corps charnu du vaste interne est très épais: une incision sur la moitié inférieure de la face interne de la cuisse le met en évidence; après avoir coupé la peau et l'aponévrose, reconnaissez les fibres musculaires traversant obliquement le fond de la plaie; incisez franchement toute l'épaisseur du corps charnu jusqu'à l'os; écartez ensuite les lèvres de la plaie, au fond vous verrez apparaître la face interne du fémur *dépourvue de toute insertion musculaire.*

3° Le **crural** prend insertion à la face antérieure et à la face externe du fémur.

Les plus inférieures des fibres du crural s'isolent ordinairement en un petit faisceau dont les fibres se terminent en s'éparpillant sur la partie supérieure de la capsule articulaire du genou : elles forment le muscle *sous-crural* (Dupré, 1699), rétracteur, dit-on, de la synoviale!

M. à n. — Incisez sur la ligne médiane de la face antérieure de la cuisse dans les deux tiers inférieurs; reconnaissez, dégagez et sectionnez transversalement le corps charnu du droit antérieur; rabattez le bout inférieur de ce muscle ; relevez son bout supérieur; décollez et écartez les deux vastes; le crural apparaît, revêtant le fémur (Voy. sch. 37).

4° Le **vaste externe,** masse musculaire épaisse et plate, répondant à la partie externe de la cuisse, s'insère à la *lèvre externe de la ligne âpre*, lèvre qui se prolonge obliquement jusqu'au bord inférieur du grand trochanter.

M. à n. — Incisez verticalement la peau et le fascia lata très épais tout le long de la face externe de la cuisse.

Insertion rotulienne du quadriceps. — Les quatre portions du quadriceps se réunissent au-dessus de la rotule en un tendon commun constitué par trois couches tendineuses : une, superficielle, formée par le tendon du *droit antérieur;* — une, moyenne, formée par les tendons réunis des *vastes;* — et une, postérieure ou profonde, formée par le tendon du *crural.* Ces couches, assez intimement unies sur leurs bords, sont séparables par dissection (Poirier, Quadriceps crural, *Progrès médical*, 1888).

Muscles adducteurs. — Les adducteurs sont au nombre de quatre (le pectiné doit leur être adjoint), étagés sur trois plans. Le plan superficiel est formé par le *pectiné* et le *premier adducteur* (encore appelé adducteur moyen en raison de son volume ; — le plan moyen est formé par le deuxième ou petit adducteur ; — le plan profond est formé par le *troisième* ou *grand adducteur.* — Les adducteurs s'insèrent supérieurement à l'os iliaque : le pectiné, à la crête pectinéale ; — le premier ou moyen, à l'épine pubienne ; — le deuxième ou petit, et le troisième ou grand, à la face externe de la branche descendante du pubis et de la branche ascendante de l'ischion (Voy. sch. 40) ; de là, ils se rendent à l'interstice de la ligne âpre du fémur, continué en haut jusqu'au petit trochanter par la crête d'insertion du pectiné ; le tendon du grand adducteur descend jusqu'au tubercule sus-condylien interne.

M. à n. — Mettez la cuisse en flexion et abduction pour tendre, voir et toucher la masse et la corde des muscles adducteurs. — Incisez la peau tout le long de cette saillie ; vers la partie moyenne de l'incision vous rencontrerez et couperez la veine saphène interne qui croise la masse des adducteurs pour gagner la face antérieure de la cuisse. — Incisez l'aponévrose sur la corde des adducteurs ; dégagez avec la sonde cannelée et le doigt l'aponévrose qui recouvre le plan superficiel ; faites relever et écarter la lèvre externe de la plaie, vous verrez le premier ou moyen adducteur. Poussez la dénudation de cette lèvre antérieure jusque vers l'arcade crurale, au besoin en débridant un peu, vous constaterez que le pectiné continue le plan du premier adducteur, dont il n'est séparé que par un interstice peu marqué. Reconnaissez bien cet interstice, écartez ses lèvres muscu-

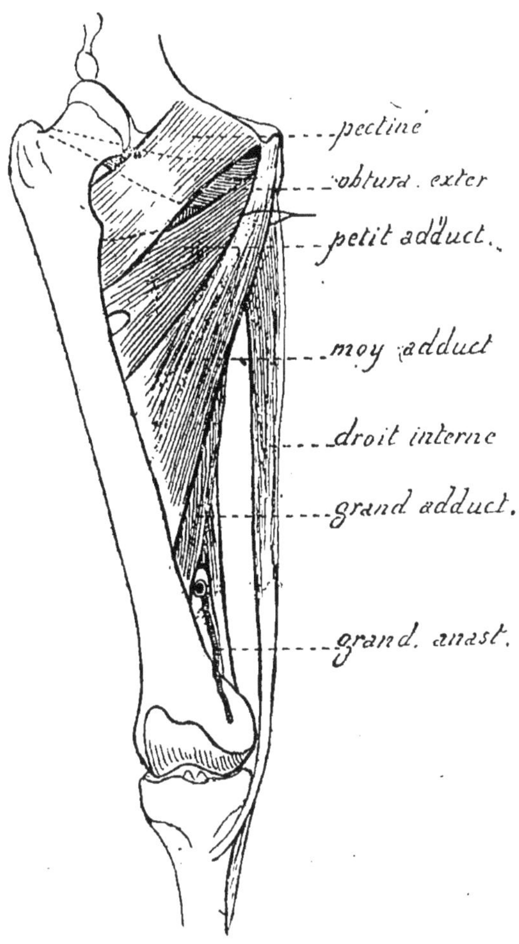

Sch. 38. — *Les adducteurs de la cuisse.*

laires, rejetant le pectiné en haut et en dehors, le moyen adducteur en bas et en dedans, vous découvrirez ainsi le petit adducteur qui répond à l'interstice du pectiné et du moyen. — Toujours avec la sonde cannelée et le doigt, dégagez maintenant la face profonde du premier adducteur, remontez haut ce décollement, jusqu'au petit trochanter : vous verrez le deuxième ou petit adducteur, qui peut aussi être mis à nu, comme je viens de le dire, par l'interstice du pectiné et du moyen. — Le petit adducteur est séparé du troisième ou grand adducteur par des rameaux vasculaires et nerveux qui vous indiqueront la voie dans laquelle il faut tenter le décollement de ces deux derniers muscles (Voyez les coupes de cuisse sch. 35 et 36); — après avoir décollé et relevé le petit adducteur, vous verrez le grand triangle musculaire du troisième adducteur dont la base s'étend sur toute la hauteur de la cuisse.

Les trois adducteurs sont innervés par des branches du nerf obturateur; toutefois, *le grand adducteur reçoit encore des filets du grand nerf sciatique, et le pectiné, qui reçoit déjà des rameaux du crural par la branche musculo-cutanée interne, reçoit parfois aussi quelques filets du nerf obturateur.*

Nerf obturateur. — Canal sous-pubien. — Branche terminale du plexus lombaire, il naît des 3e, 4e et 5e paires lombaires, descend vers la cuisse en suivant le bord interne du psoas, franchit le détroit supérieur et s'engage dans le canal sous-pubien. Dans l'intérieur de ce canal, il donne un filet à l'obturateur externe, puis se divise en deux séries de branches : les antérieures descendent au-devant du petit adducteur, se distribuent dans ce muscle, dans le moyen add. et le droit interne, prolongeant leurs rameaux terminaux jusqu'à la peau ; — les postérieures se rendent dans le troisième adducteur (portion adductrice de ce muscle). — Le nerf obturateur présente une portion abdomino-pelvienne et une portion crurale.

M. à n. — **Portion abdominale.** — La cavité abdominale ayant été ouverte par une incision cruciale, videz la cavité du petit bassin des anses intestinales qu'elle contient, en soulevant celles-ci ; reconnaissez la face interne du psoas; incisez et décollez le péritoine en descendant vers le petit bassin ; — en passant, reconnaissez les vaisseaux iliaques externes; —

au-dessous du détroit supérieur, sur l'aponévrose de l'obturateur interne, vous reconnaîtrez le gros nerf obturateur, au-dessus de l'artère obturatrice, descendant vers le canal sous-pubien dans lequel il s'engage.

Portion crurale. — Placez la cuisse en abduction avec légère flexion; reconnaissez la saillie formée par la masse des adducteurs : incisez la peau et l'aponévrose, sur cette saillie, dans les deux tiers supérieurs de la cuisse, jusqu'à l'os iliaque ; — dégagez et écartez le droit interne s'il se présente; — ouvrez alors avec la sonde cannelée et le doigt les interstices des adducteurs, vous y trouverez les filets de l'obturateur, le long desquels vous pourrez remonter jusqu'à l'orifice externe du canal sous-pubien. — De grosses veines et des branches artérielles accompagnent les rameaux nerveux et remontent avec ceux-ci jusqu'à l'artère et la veine obturatrices qui passent, comme le nerf, dans le canal sous-pubien. — C'est cette même voie que doit suivre le chirurgien allant débrider une hernie obturatrice étranglée (Picqué et Poirier, De la hernie obturatrice, *Revue de chirurgie*, 1892).

Canal de Hunter. — Vers le tiers inférieur de la cuisse, la paroi antérieure de la gaine fémorali-vasculaire s'épaissit et masque les vaisseaux fémoraux : c'est à ce tiers inférieur de la gaine que l'on donne le nom de canal de Hunter. Ses parois sont : en dehors, le vaste interne; en arrière, le troisième adducteur, dont le tendon apparaît sous forme d'un épais cordon descendant vers le tubercule du condyle interne, en avant et en dedans, l'aponévrose très épaissie (Voy. les coupes, sch. 35 et 36). La limite supérieure de ce canal est toute conventionnelle : il commence là où s'épaissit la paroi antérieure de la gaine; il se termine en bas à l'anneau du troisième adducteur; il a donc environ cinq travers de doigt de long. Sa paroi antérieure est intéressante à étudier ; formée de fibres aponévrotiques qui passent obliquement du tendon du troisième adducteur sur le vaste interne, elle est perforée par le passage du nerf saphène interne et de l'artère grande anastomotique qui sortent de la gaine des vaisseaux (Voy. sch. 39).

M. à n. — Souvenez-vous qu'à quatre bons travers de doigt au-dessus du condyle interne l'artère fémorale passe à la face postérieure de la cuisse et devient artère poplitée ; donc, faites votre incision le long du tiers inférieur de la gouttière fémorale, sans la prolonger au-dessous de cette limite. — Fléchissez la jambe sur la cuisse et portez celle-ci en abduction forcée; reconnaissez et sentez le tendon du grand adducteur et le tubercule auquel il s'insère; à quatre travers de

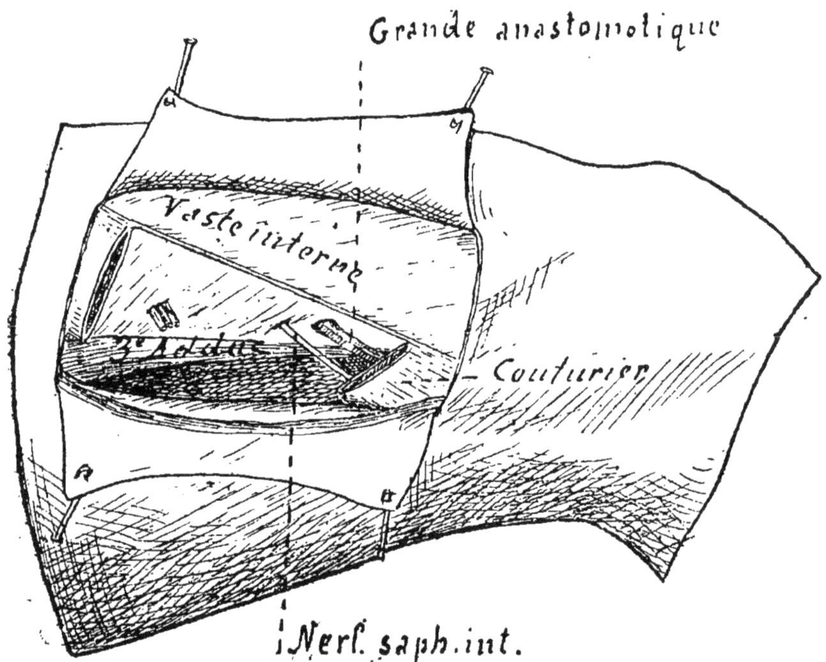

Sch. 39. — *Canal de Hunter.*

doigt au-dessus de ce tubercule, commencez sur la corde tendineuse une incision longue remontant sur la cuisse le long de la gouttière artérielle; sous la peau, vous trouvez le bord externe du couturier, vous le dégagez et rabattez le muscle en dedans; alors apparaît la corde tendineuse du grand adducteur, et en dehors d'elle la paroi antérieure du canal; *faites écarter;* avec votre sonde cannelée, grattez et nettoyez cette paroi; il vous est alors facile de voir le nerf saphène et l'artère émergeant du canal; par l'orifice du nerf, insinuez une sonde cannelée et coupez la paroi aponévrotique : le canal étant ouvert, le nerf saphène, l'artère et la veine fémorales sont faciles à dégager.

Grande anastomotique. — Elle naît de la fémorale un peu avant l'entrée de celle-ci dans l'anneau du 3e adducteur et descend vers le genou.

M. à n. — Après que vous aurez reconnu sur la cuisse en abduction forcée le tendon du troisième adducteur, incisez le long de ce tendon, à partir de son tubercule d'insertion, jusqu'à 8 ou 10 centimètres au dessus. Le tendon étant bien dégagé, détachez avec la pointe du bistouri les fibres du vaste interne qui viennent s'insérer sur sa face antérieure : entre le tendon et le vaste interne vous trouvez l'artère descendant vers le genou (Voy. sch. 38).

Face postérieure. — C'est une gouttière, continuant en haut la gouttière ischio-trochantérienne, et finissant en bas dans le creux poplité. Très accentuée et facile à sentir par la palpation dans son tiers inférieur, elle est traversée et comblée, dans son tiers moyen, par la longue portion du biceps, allant de la moitié supérieure de l'ischion à la tête du péroné. Elle est parcourue dans toute sa longueur par le grand nerf sciatique : aussi l'appellerons-nous *gouttière du nerf sciatique.* Limitée en dehors par la longue portion du biceps, en dedans par le demi-membraneux et le demi-tendineux, cette gouttière a pour fond les insertions du grand adducteur sur la ligne âpre, et, tout à fait en bas, celles de la courte portion du biceps.

Longue portion du biceps. — **M. à n.** — De l'ischion à la tête du péroné, sur la lèvre externe de la gouttière sciatique, incisez franchement peau et aponévrose : vous mettez au jour le gros faisceau charnu bicipital.

Demi-tendineux et demi-membraneux. — **M. à n.** — Sur la lèvre interne de la gouttière, de l'ischion vers la face interne du tibia, incisez peau et aponévrose : faites bâiller votre plaie, et vous apercevez le demi-tendineux. Dégagez

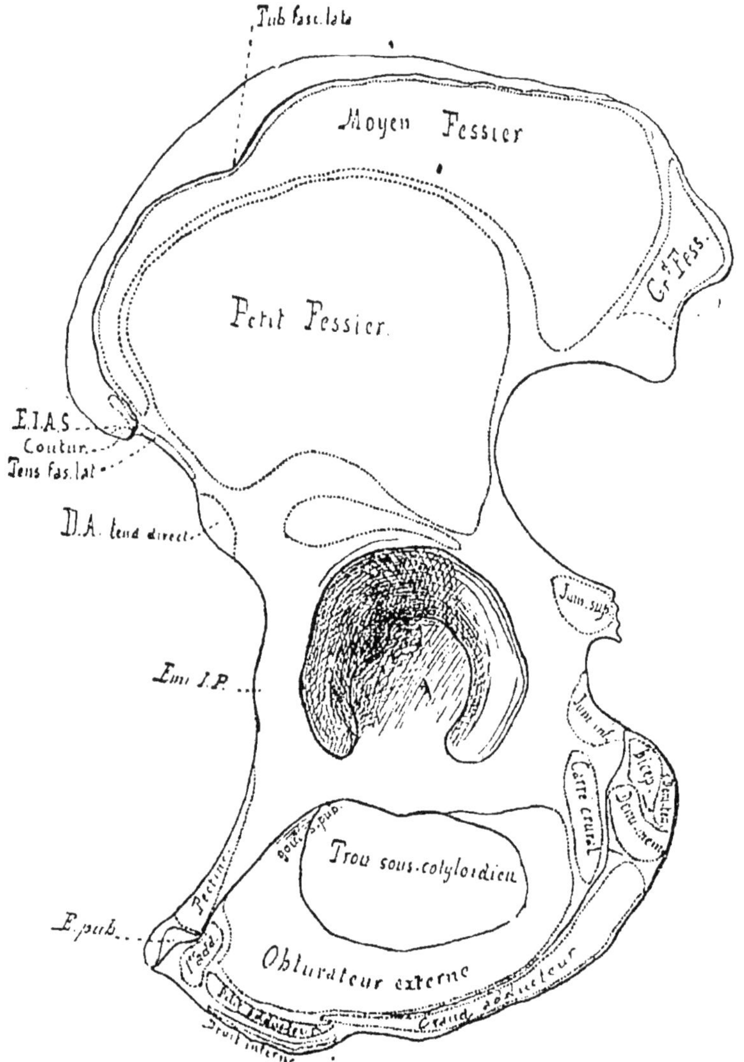

Sch. 40. — *Os iliaque* (face externe : insertions musculaires).

avec la sonde cannelée le bord interne de ce muscle : écartez ; le demi-membraneux apparaît. Il est bien entendu que l'extrémité supérieure de votre incision doit comprendre les fibres du grand fessier qui recouvrent l'ischion.

Sectionnez ces trois muscles transversalement vers le tiers supérieur de la cuisse ; relevez-les en haut : vous constaterez d'abord que le biceps et le demi-tendineux sont intimement unis. Séparez-les artificiellement, et étudiez leurs insertions sur l'ischion.

Elles se font sur la partie supérieure de cette grosse tubérosité, qui est subdivisée en trois facettes : la première, interne, large en haut de 15 à 20 millimètres, s'effilant en bas vers le bord interne de l'ischion, est marquée par l'insertion des fibres mi-charnues, mi-tendineuses, du *demi-tendineux* (Voy. sch. 40) ; — la deuxième, externe, en forme de virgule à pointe inférieure, reçoit le tendon large et épais du *demi-membraneux ;* — la troisième, de dimensions moindres, de forme à peu près quadrilatère, est située entre la partie supérieure des deux précédentes : elle est donc supérieure et moyenne : c'est la *facette du biceps*, muscle dont l'insertion est ramassée et condensée en un tendon très fort et très résistant.

Nerf grand sciatique. — Branche terminale du plexus sacré, il sort du bassin par la partie inférieure de la grande échancrure sciatique, passe sur l'obturateur, les jumeaux pelviens et le carré crural au fond de la gouttière fessière ou ischio-trochantérienne, puis sur le grand adducteur, et plus bas, à la cuisse, sur la courte portion du biceps. Arrivé au sommet du losange poplité, il se bifurque en sciatique poplité interne et sciatique poplité externe. Il est successivement recouvert par le grand fessier, le biceps et le demi-tendineux : le demi-membraneux longe son bord interne.

M. à n. — 1° A la fesse. — Reconnaissez la gouttière fessière : sur le milieu de cette gouttière, à égale distance du grand trochanter et de l'ischion, faites une longue incision verticale ; sectionnez perpendiculairement à leur direction les fibres du grand fessier ; confiez à deux écarteurs les masses musculaires : au fond de votre plaie ainsi éclairée, apparaît le gros cordon du nerf grand sciatique.

2° A la cuisse. — Sur le prolongement du grand axe du creux poplité, sur le milieu de la gouttière postérieure de la cuisse, faites une longue incision ; coupez peau et aponévrose ; reconnaissez l'interstice de la longue portion du biceps et du demi-tendineux ; avec la sonde cannelée, ouvrez cet interstice sur toute la longueur de votre plaie cutanée; faites écarter : le gros nerf sciatique apparaît. Dégagez-le prudemment ; le long de sa face profonde, quelquefois sur sa face superficielle, vous trouverez une artère assez grosse, c'est l'*artère nourricière du nerf sciatique*, branche de l'ischiatique.

III. — GENOU

Interligne articulaire. — Masqué en dehors par le tendon du biceps et le fascia lata, il doit être cherché sur la face antérieure ou sur le côté interne du genou.

En avant, la jambe étant dans l'extension complète, l'interligne répond à une ligne transversale passant par le sommet de la rotule. — Fléchissez la jambe : les condyles fémoraux et les plateaux du tibia s'écartent, *l'articulation bâille;* deux dépressions profondes se creusent alors de chaque côté du ligament rotulien qui se tend. Enfoncez vos doigts dans ces dépressions, vous reconnaissez et explorez : en bas, les plateaux du tibia; en haut, les condyles fémoraux.

Sur le côté interne du genou, l'interligne est plus difficile à trouver; les condyles, fémoral et tibial interne, forment une masse continue; cependant une pulpe attentive, remontant ou descendant cette saillie, arrive à prendre connaissance d'un sillon transversal qui répond à l'interligne ; quelques mouvements imprimés à l'articulation assurent la reconnaissance.

Région antérieure. — Bourses séreuses prérotuliennes. — Au nombre de trois, superposées, elles résultent du glissement sur la saillie rotulienne de la peau et des deux lames fibreuses qui recouvrent cet os. — La *première*, sous-cutanée, entre la peau et le fascia lata, est vaste et anfractueuse, elle n'a pas l'aspect luisant que l'on rencontre ordinairement dans ces organes séreux; — la *deuxième*, sous-aponévrotique, entre le fascia lata et les expansions des vastes, a un tout autre aspect : ses parois sont lisses et ses dimensions plus restreintes ; — la *troisième*, située entre les expansions des vastes et le revêtement fibreux qui fait corps avec la rotule, est beaucoup plus petite et très inconstante : elle répond à l'angle supérieur et interne de la rotule. Souvent la bourse sous-cutanée et la moyenne communiquent.

M. à n. — Faites une incision cruciale sur la face antérieure de la rotule ; incisez à fond, jusqu'à l'os. Soulevez alors avec deux pinces les angles de la plaie, et vous verrez, entre chaque plan fibreux, les bourses séreuses prérotuliennes.

Tendon (*ligament*) **rotulien.** — C'est un gros tendon descendant du sommet de la rotule à la partie inférieure de la tubérosité antérieure du tibia. Il continue le tendon du quadriceps dans lequel la rotule s'interpose à la façon d'un os sésamoïde.

M. à n. — Mettez la jambe en flexion pour faire apparaître le tendon, sur la saillie duquel vous incisez franchement, du sommet de la rotule à la tubérosité antérieure du tibia : les fibres nacrées du tendon apparaissent immédiatement au-dessous de la peau. Dégagez les deux bords de ce tendon ; sectionnez-le transversalement, et, rabattant en bas son bout inférieur, disséquez prudemment sa face profonde ; vous arrivez bientôt sur une toile celluleuse, transparente : c'est la paroi d'une bourse séreuse créée par le frottement du tendon sur la moitié supérieure de la tubérosité du tibia (Voy. sch. 42).

Ligament adipeux. — C'est une masse graisseuse qui comble le large sinus que la flexion creuse entre les plateaux tibiaux et les condyles fémoraux. Quand l'extension du membre remet en contact ces surfaces osseuses, la masse adipeuse est chassée en avant et vient faire hernie de chaque côté du tendon rotulien.

Ce n'est donc pas un ligament, mais bien une masse adipeuse de remplissage, une grosse frange synoviale, analogue à celles que vous voyez dans toutes les articulations, au point où un vide tend à se faire par écartement des surfaces osseuses. De forme conique, ce faux ligament adipeux répond par sa base au tendon rotulien, et par son sommet à l'échancrure intercondylienne. Ce sommet s'effile en une ou deux petites travées fibreuses, qui vont s'attacher

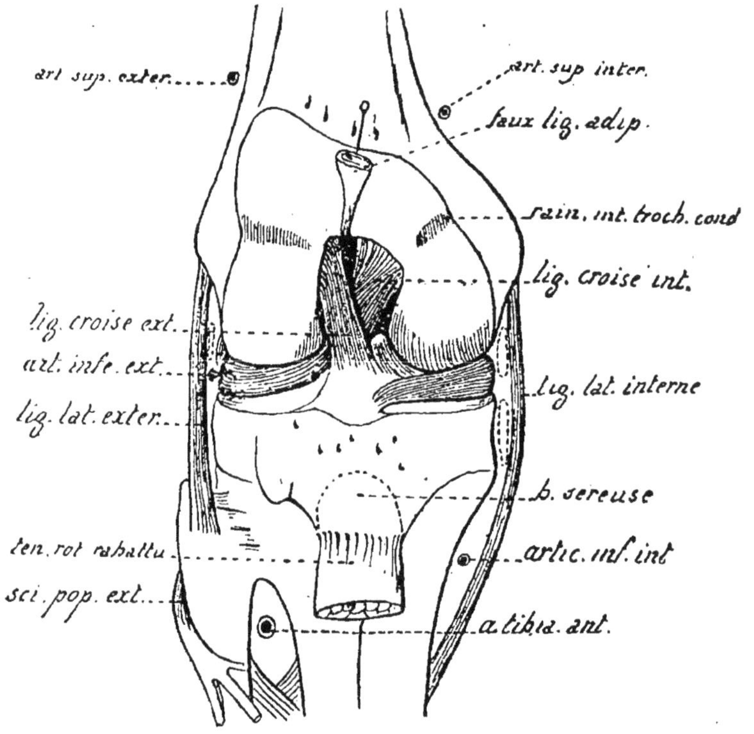

Sch. 41. — *Articulation du genou* (face antérieure).

à la partie antérieure de cette échancrure (Voy. sch. 41). J'ai démontré (Soc. anat., 1889) que le L. A. représentait les débris d'une cloison, sorte de médiastin, qui, chez le fœtus et la plupart des nouveau-nés, divise la partie postérieure de l'articulation du genou en deux chambres condyliennes.

M. à n. — Elle est des plus faciles. Par une incision en fer à cheval, circonscrivez la rotule en dedans, en haut et en dehors ; tenez le couteau solidement, à pleine main, et coupez hardiment, à fond, jusqu'au fémur. Rabattez la rotule qui ne tient plus que par le tendon rotulien, et vous verrez la masse graisseuse (faux ligament adipeux) avec son prolongement fibreux, allant à l'échancrure intercondylienne.

Ailerons rotuliens. — Parties renforcées de la capsule fibreuse du genou, les ailerons rotuliens sont formés de fibres transversales, *condylo-rotuliennes*. Ils sont au nombre de deux, un pour chaque bord de la rotule. De forme triangulaire, ils s'insèrent par leur sommet sur le tubercule du condyle et par leur base sur le bord correspondant de la rotule. Leurs bords, supérieur et inférieur, se continuent avec la capsule fibreuse et n'en peuvent être séparés qu'artificiellement. — L'aileron rotulien interne (Voy. sch. 43) est bien plus fort que l'externe (Voy. sch. 44). La face superficielle des ailerons est fortement adhérente aux expansions aponévrotiques, aux tendons des vastes et à l'aponévrose d'enveloppe du genou.

M. à n. — Les ailerons rotuliens ne peuvent être mis à nu que par une fine dissection qui n'est pas sans présenter quelques difficultés. — Il est plus aisé de les montrer par leur face profonde : dégagez la base, le bord externe et le sommet de la rotule par une incision curviligne ne ménageant que le bord interne de l'os; coupez à fond, jusqu'au fémur. Ceci fait et l'articulation étant ouverte, attirez la rotule vers vous, en la renversant en dedans autant que possible : ainsi, vous tendez et montrez par sa face profonde l'aileron interne qui dessine sa saillie triangulaire dans l'intérieur de l'articulation. — La même opération, ménageant cette fois le bord externe de la rotule, mettra en évidence l'aileron rotulien externe.

Ligaments croisés. — Au nombre de deux :

a) L'un, antérieur et externe, AE, va de la partie postérieure de la face interne du condyle fémoral externe à une facette située un peu en avant de l'épine tibiale interne : il est oblique en bas, en dedans et en avant.

b) L'autre, postérieur et interne, PI, se fixe à la partie antérieure de la face externe du condyle interne ; de là, il se porte en bas, en arrière et en dehors, pour aller s'insérer sur la partie la plus reculée du triangle rétro-spinal. Ces ligaments sont en dehors de la synoviale. — J'aime à voir en eux des ligaments latéraux de chacune des articulations tibio-condyliennes (Voy. sch. 41).

M. à n. — Même incision en fer à cheval que pour mettre au jour la masse adipeuse. Forcez la flexion et vous verrez d'abord AE ; coupez-le transversalement, PI apparaîtra tout à fait en arrière. Avec une main placée dans le creux poplité, imprimez au tibia des mouvements d'arrière en avant ; comme ces mouvements sont impossibles tant que les deux ligaments croisés existent, concluez : les ligaments croisés affermissent le contact entre les surfaces articulaires et s'opposent aux déplacements dans le sens antéro-postérieur.

Région interne. — Veine saphène interne. — Elle contourne la partie postérieure des tubérosités tibiale et condylienne internes. Elle est quelquefois contenue dans un dédoublement aponévrotique ou dans le fascia devenu graisseux.

M. à n. — Si son trajet n'est pas indiqué par une coloration rougeâtre de la peau, faites une incision cutanée, curviligne, suivant le contour postérieur du condyle fémoral interne. Disséquez ensuite prudemment les deux lèvres de l'incision, en commençant par l'interne : c'est, en effet, sous cette lèvre que vous la trouverez le plus souvent. Si le sujet est maigre, la veine est couchée sur l'aponévrose ; si le sujet est très gras, soyez prudent ; rappelez-vous que la veine est dans l'épaisseur du fascia graisseux, et n'allez pas la chercher directement sur l'aponévrose.

Nerf saphène interne. — A sa sortie du canal de Hunter, le nerf saphène interne chemine sur la partie postérieure du condyle fémoral interne, au-devant du tendon du droit interne, sous le couturier, et se divise en deux branches ; l'une, antérieure, réfléchie ou rotulienne, perfore le couturier, et s'épanouit en rameaux cutanés ; l'autre, postérieure ou directe, devient sous-cutanée au-dessus du bord inférieur du couturier, et descend sur la face interne de la jambe, avec la veine saphène ; nous la retrouverons.

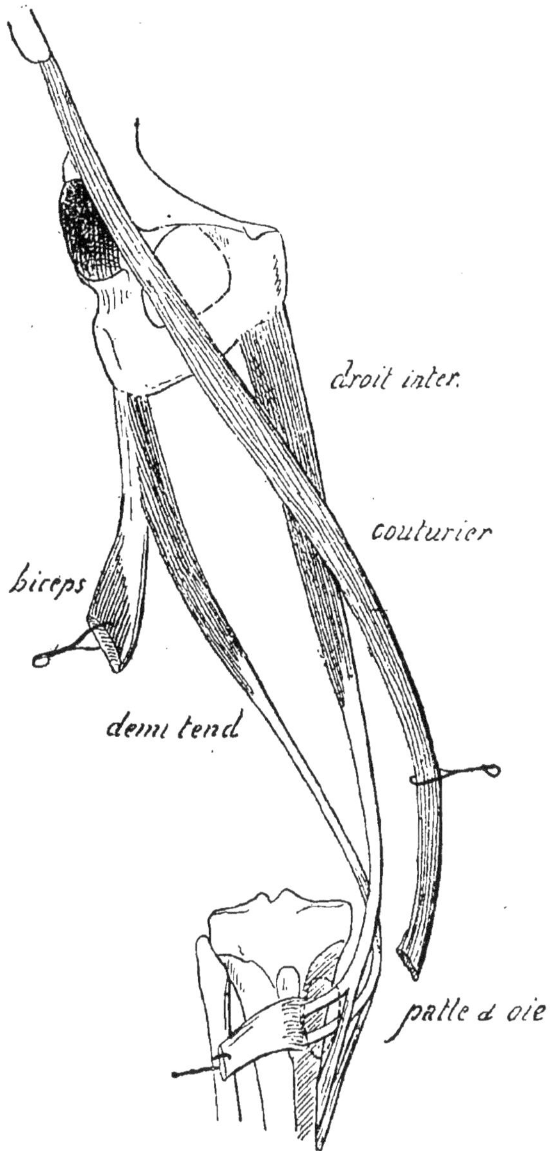

Sch. 42. — *Muscles de la patte d'oie* (le couturier a été incisé pour montrer le plan tendineux profond).

M. à n. — Faites l'incision recommandée pour la découverte de la veine; reconnaissez le bord inférieur du tendon du couturier, sous lequel vous trouverez, par une fine dissection, le filet nerveux qui est placé à côté de la veine.

Tendons de la patte d'oie. — Les orteils d'un palmipède s'écartent, divergeant d'un point central : or, les tendons terminaux du couturier, du droit interne et du demi-tendineux décrivent trois courbes concentriques et sous-jacentes à la tubérosité interne du tibia. La dénomination est donc mauvaise. Ces tendons sont disposés sur deux plans : un *superficiel*, constitué par le couturier dont le tendon, largement étalé, recouvre les deux autres ; — un *profond*, formé en haut par le droit interne, en bas par le demi-tendineux ; sous ces derniers tendons apparaît le ligament latéral interne de l'articulation du genou. — Le frottement de ces tendons entre eux et sur le ligament latéral interne du genou détermine la formation d'une large bourse séreuse, dite bourse de la patte d'oie ; elle envoie un prolongement entre les deux couches tendineuses (Voy. sch. 42).

M. à n. — Faites une incision curviligne contournant la partie postérieure du condyle interne du fémur et de la tubérosité tibiale jusqu'au tiers supérieur de la crête tibiale. Après section de la peau et de l'aponévrose vous découvrirez le large et mince tendon du couturier ; sectionnez-le et suivez-le jusqu'à son insertion sur la face interne du tibia, près de la crête. La couche profonde de la patte d'oie vous apparaîtra alors, et il vous sera facile de séparer et de charger les tendons et les deux muscles qui la forment. Sectionnez les tendons, rabattez-les vers le tibia, vous découvrirez la bourse *séreuse de la patte d'oie.*

Tendon du demi-membraneux. — Venu de la facette de l'ischion (Voy. sch. 40), ce muscle se termine en bas par un fort tendon, qui se divise en quatre faisceaux en arrière de la tubérosité interne du tibia : le faisceau moyen, le plus fort, s'insère à la partie postérieure de cette tubérosité ; le faisceau antérieur s'insère dans la gouttière horizontale de cette tubérosité, passant sous le ligament latéral interne du genou (Voy. sch. 43) ; le faisceau postérieur ou réfléchi forme la partie principale de cet appareil fibreux que l'on décrit bien à tort comme ligament postérieur du genou (Voy. P. Poirier, Anatomie du genou, *Progrès médical*, 1886, et *Traité d'Anatomie humaine*, Arthrologie, p. 679) ; enfin, il envoie une expansion à l'aponévrose jambière.

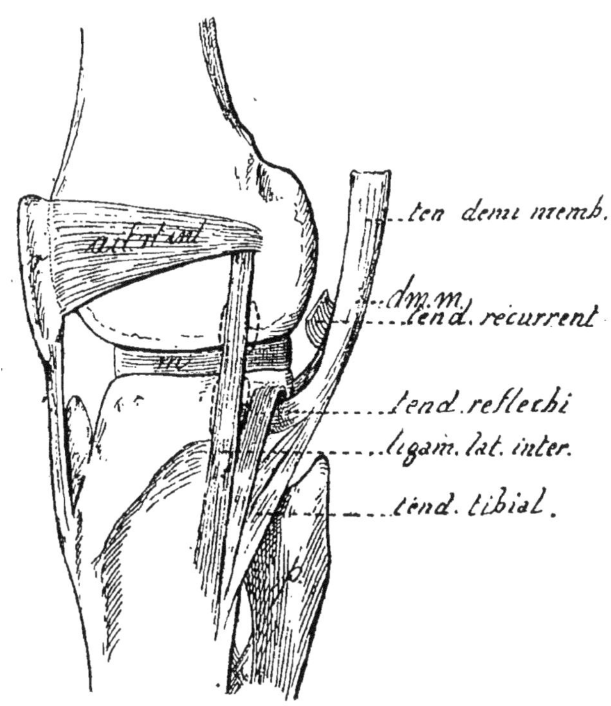

Sch. 43. — *Articulation du genou* (face interne).

M. à n. — Trouvez et pincez le demi-membraneux sur la paroi interne du creux poplité : tendez-le en forçant l'extension de la jambe. Incisez sur ce tendon ; dégagez-le et coupez-le à trois ou quatre travers de doigt de sa quadruple insertion ; en rabattant le chef inférieur il vous sera facile de poursuivre ses branches.

Ligament latéral interne. — Bandelette fibreuse, large de 2 centimètres en bas, de 1 centimètre en haut, longue de 10 à 12 centimètres, elle va de la tubérosité du condyle interne du fémur à la partie supérieure de la face interne du tibia. Le ligament latéral interne ne descend pas verticalement, mais *obliquement en bas et en avant.* Le glissement de ce ligament sur le condyle fémoral et la tubérosité du tibia a déterminé la formation de deux organes séreux : l'un, situé entre le ligament et le tibia ; l'autre entre le ligament et le condyle fémoral revêtu de la capsule ou le ménisque (Poirier, Anatomie du genou, 1886, et Bourses séreuses du genou, *Archives de Médecine*, 1887).

A cette bande principale s'ajoute une bandelette triangulaire dont l'extrémité postérieure se perd sur la capsule qui enveloppe le ménisque interne.

M. à n. — Par des appositions successives des pulpes sur la face cutanée du condyle fémoral interne, vous constatez une partie plus saillante, la crête ou tubérosité condylienne : marquez-la d'un trait d'ongle. Déterminez, d'autre part, le milieu du tiers supérieur de la face interne du tibia. De l'un à l'autre de ces points, coupez franchement, jusqu'à l'os : écartez les lèvres de votre incision ; le ligament vous apparaîtra : vous aurez coupé les tendons de la fausse patte d'oie et ouvert la séreuse.

Région externe. — Exploration. — Tête du péroné. — Elle n'est pas sur la face externe du genou, mais à la jonction de cette face externe avec la face postérieure. Elle touche le sol quand le membre repose longitudinalement étendu. Je répéterais volontiers qu'elle est à la partie postérieure du genou, si cette exagération devait vous empêcher de la chercher, comme vous le faites souvent, sur la partie moyenne de la face externe du genou, où vous trouverez un tubercule que nous allons étudier tout à l'heure sur le condyle tibial externe, le tubercule de Gerdy. — Reconnaissez la tête péronière en pinçant et remontant la diaphyse de l'os. Habituez-vous aussi à bien déterminer la tubérosité du condyle externe, moins saillante que celle du condyle interne.

Tubercule de Gerdy. — On désigne sous ce nom un tubercule de la tubérosité externe du tibia, situé à égale distance de la tubérosité antérieure de cet os et de la tête du péroné, mais à un travers de doigt au-dessus de la ligne qui réunit ces deux points de repère (Voy. sch. 44). — C'est

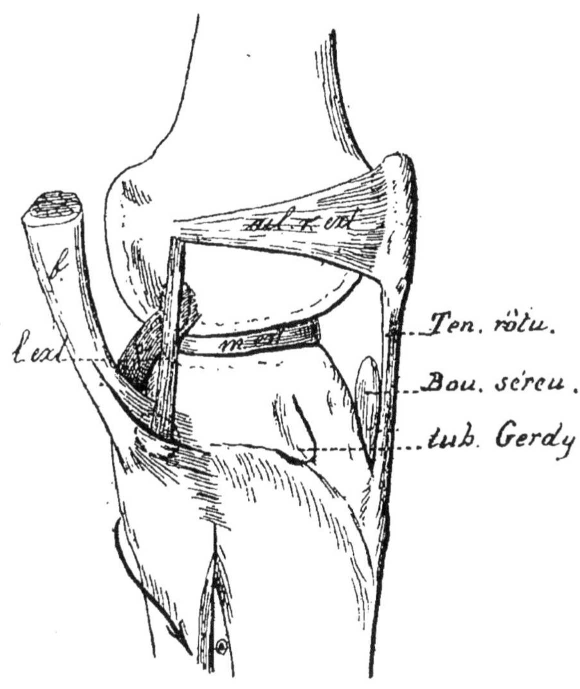

Sch. 44. — *Articulation du genou* (face externe).

le tubercule d'insertion du tenseur du fascia lata. — Cherchez-le en partant de la tubérosité tibiale antérieure, après avoir reconnu la tête péronière; — entre le tubercule de Gerdy et la tête péronière, le doigt s'enfonce dans une dépression qui répond à l'interligne tibio-péronier supérieur: c'est la *dépression pré-péronière.*

Tendon du biceps. — Le biceps crural, dont le long chef s'insère par un tendon commun avec le demi-tendineux à la face externe de la tubérosité ischiatique (Voy. sch. 40), et dont la courte portion naît de la moitié inférieure de la ligne âpre du fémur, se termine en bas par un très fort tendon. Ce tendon, qui ne s'insère pas, comme on le dit, à l'apophyse styloïde du péroné, mais autour d'elle sur une facette d'insertion toujours visible, et aussi au tibia, se dédouble pour envelopper dans sa gouttière tendineuse le ligament latéral externe du genou : une bourse séreuse résulte du frottement de ces deux organes (Voy. sch. 44).

M. à n. — Placez la jambe en flexion, et reconnaissez la tête péronière. Suivez, en partant de cette tête, le tendon du biceps. Incisez sur le tendon la peau et l'aponévrose. Dégagez, par une dissection attentive, son insertion inférieure, et vous verrez le tendon se dédoubler et engainer le ligament latéral externe. Entre les deux est la bourse séreuse.

Ligament latéral externe. — Ce n'est pas une bandelette, mais un *cordon*, de 6 à 7 centimètres de longueur. Il s'insère, d'une part au condyle externe, sur une facette intermédiaire à la fossette du poplité et à l'insertion du jumeau externe, et d'autre part sur la face supérieure de la tête du péroné, en avant de l'apophyse styloïde. Il se dirige obliquement en bas et en arrière, obliquité contraire à celle du ligament latéral interne. A sa partie supérieure, le ligament latéral externe affecte un rapport important avec le tendon du poplité qui s'insinue entre lui et le condyle (Voy. sch. 44) ; il y a une petite bourse séreuse entre le tendon et le ligament.

M. à n. — Placez la jambe en flexion, déterminez et touchez le ligament (vous le pouvez) avant de prendre le bistouri. Reconnaissez le tubercule du condyle externe du fémur et la tête du péroné ; de l'un à l'autre de ces points, incisez franchement la peau et le feuillet externe du tendon bicipital. Au fond de votre incision, vous verrez un gros cordon blanc : c'est le ligament latéral externe. Disséquez-le attentivement, et vous verrez, entre lui et le tendon bicipital, une bourse séreuse constante.

Tendon du poplité. — Muscle triangulaire, le poplité va, de la face postérieure du tibia (au-dessus de la ligne oblique), s'insérer par un tendon très fort, à l'extrémité antérieure d'une fossette profonde, ovoïde, creusée sur la face externe du condyle fémoral, au-dessus de la tubérosité de ce condyle. *Caché par le ligament latéral externe* (Voy. sch. 42), il en est séparé par une bourse séreuse, constante, qui communique fréquemment avec la grande synoviale articulaire du genou. — Plus bas, ce tendon glisse dans une gouttière tibiale. Une séreuse descend sous le corps charnu du muscle ; j'ai démontré que cette séreuse, primitivement isolée de la grande synoviale articulaire, communiquait avec elle, par la suite dans la plupart des cas : elle peut devenir le point de départ d'une variété profonde de kystes poplités, dont j'ai montré de beaux exemples à la Société anatomique (*Bull. de la Soc. anat.*, 1885 et 1886).

M. à n. — Faites l'incision recommandée pour la découverte du ligament latéral externe ; sectionnez transversalement ce ligament, et, sous son bout supérieur, vous trouverez et chargerez le *gros* tendon du poplité.

Région postérieure : creux poplité. — Quatre saillies musculaires délimitent, à la face postérieure du genou, un losange à grand axe vertical : le creux en losange poplité. Le triangle supérieur, le plus grand, est limité en dehors par le biceps ; en dedans, par le demi-tendineux et le demi-membraneux (Voir sch. 45). Les deux bords du triangle inférieur sont formés par les deux jumeaux, dont le capot musculo-tendineux recouvre les coques condyliennes (Voir Poirier, Anatomie du genou, *Progrès médical*, 1884-85). Le demi-membraneux recouvre un peu le jumeau interne ; le frottement des bords tendineux de ces deux muscles a déterminé entre eux la formation d'une bourse séreuse, constante, la bourse séreuse du demi-membraneux. C'est dans cette bourse que siègent, neuf fois sur dix, les kystes poplités, qui ne sont point, comme on l'a cru généralement à la suite de Fouché, des hygromas séreux, mais reconnaissent dans la très grande majorité des cas une origine articulaire (Poirier, *Arch. gén. de Médecine*, 1886, et Congrès de Berlin, 1890). Je l'appelle la *bourse séreuse des kystes poplités* (Voy. sch. 45).

Exploration. — Le grand axe du losange se présente, dans la demi-flexion de la jambe, sous la forme d'une gouttière que le bout des doigts peut suivre dans toute sa hauteur. Cette gouttière devient plus difficile à reconnaître par la palpation, lorsque l'extension de la jambe tend l'aponévrose solide et résistante qui ferme en arrière le creux

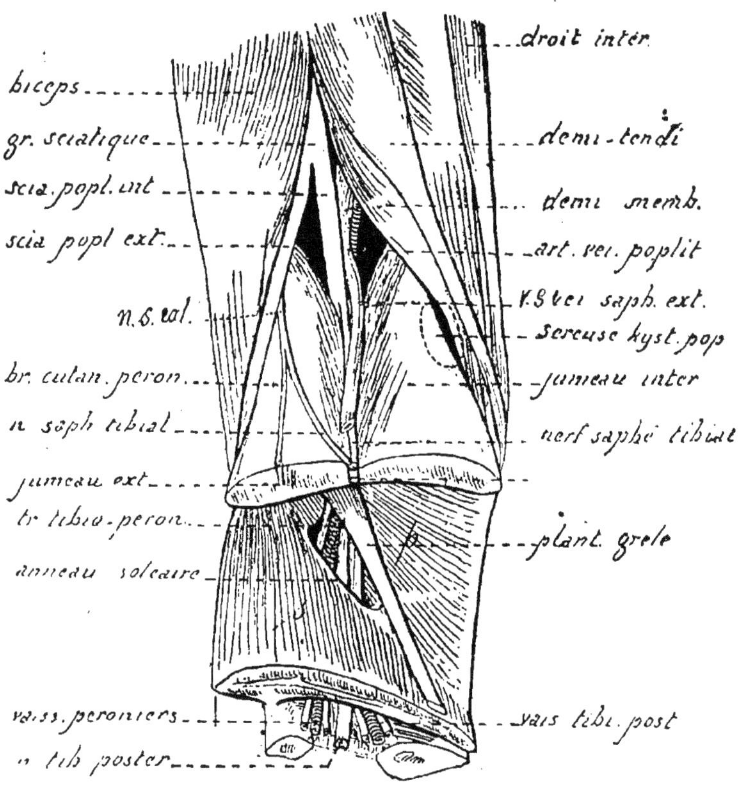

Sch. 45. — *Le creux poplité* (l'anneau du solćaire).

poplité ; — de plus, dans l'extension, les jumeaux soulevés par les condyles comblent la moitié inférieure du creux poplité.

Les bords du triangle supérieur sont saillants et facilement *accrochables* avec les doigts. Incisez sur la saillie externe, vous mettez à nu le biceps. Incisez un peu en dedans de la ligne médiane, vous découvrirez le demi-tendineux reposant sur le bord externe du demi-membraneux, beaucoup plus volumineux. — Les bords du triangle inférieur sont moins faciles à délimiter, les jumeaux soulevés par les condyles formant de chaque côté une masse arrondie.

Veine saphène externe : nerfs saphène tibial et saphène péronier. — Née de la partie externe de l'arcade veineuse dorsale du pied, la veine saphène externe passe derrière la malléole péronière, croise à angle aigu le bord externe du tendon d'Achille, et gagne la ligne médiane de la face postérieure de la jambe. Elle chemine dans un dédoublement aponévrotique au niveau de l'interstice des jumeaux, jusqu'à la partie moyenne du creux poplité ; là, elle s'infléchit en avant, perfore l'aponévrose et se jette dans la veine poplitée. Dans les tiers inférieur et moyen, la veine saphène externe est accompagnée par le nerf de même nom.

Le **nerf saphène externe** est constitué par la réunion de deux filets nerveux : un filet venant du sciatique poplité interne, le **saphène tibial**, qui s'engage dans l'interstice des jumeaux ; — un filet venant du sciatique poplité externe, le **saphène péronier** (appelé communément *accessoire* du saphène externe), qui descend obliquement sur le tiers supérieur et externe du mollet pour rejoindre le saphène tibial dans l'interstice des jumeaux, vers le tiers moyen de la jambe : c'est seulement à ce niveau que le nerf saphène externe est constitué (Voir sch. 45).

M. à n. — **Veine saphène externe et nerf saphène tibial.** — Sur le prolongement de la gouttière poplitée, incisez la peau et la couche cellulo-graisseuse sous-cutanée au niveau de la moitié supérieure du mollet ; dénudez l'aponévrose, cherchez l'interstice des jumeaux et vous apercevrez la veine, cheminant entre deux lames aponévrotiques ; dans cet interstice, un peu plus profondément, est un cordon blanchâtre, assez gros : le nerf saphène tibial. — Cherchez, au niveau de l'abouchement de la veine saphène externe, l'*anastomose qu'elle envoie à la saphène interne ou à la fémorale profonde.*

Nerf saphène péronier. — Faites une incision verticale sur la saillie du jumeau externe. Dénudez prudemment l'aponévrose, et cherchez à voir par transparence un petit filet blanchâtre, descendant obliquement en bas et en dedans.

Disséquez-le avec soin : c'est le nerf *saphène péronier*. Coupez l'aponévrose, cueillez le nerf dans votre pince et soulevez-le légèrement ; vous verrez s'en détacher vers sa partie supérieure un filet, qui descend sur la face externe de la jambe : c'est le *cutané péronier*. Remontez le long du tronc nerveux

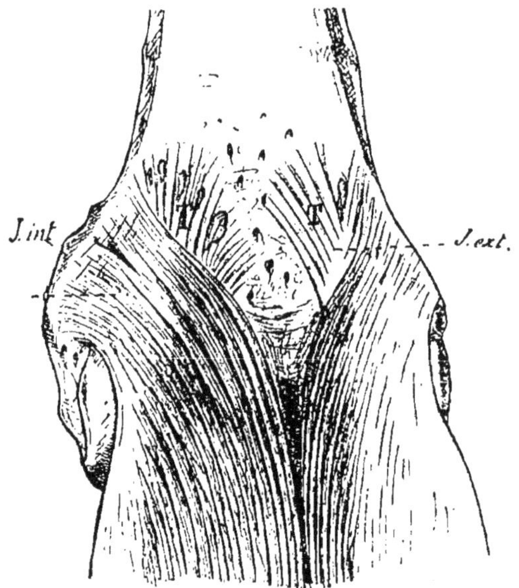

Sch. 46. — *Insertion des jumeaux* (*T.* tendon médian qui va s'insérer au tubercule sus-condylien).

qui donne naissance à ces deux nerfs ; suivez-le : il vous conduira au sciatique poplité externe. — Descendez et vous arriverez au point où le saphène péronier s'unit au saphène tibial pour constituer le saphène externe. — (Cette répétition est voulue.)

Cette recherche, ainsi faite, est d'une grande délicatesse. Vous trouverez plus facile d'aller chercher dès l'abord le sciatique poplité externe par une incision sur le bord postérieur du tendon du biceps. Une fois ce nerf mis à nu, chargez-le et soulevez-le sur une sonde cannelée ; une branche s'en détache : c'est celle qui donne le saphène péronier et le cutané péronier.

Paquet vasculo nerveux poplité. — Sur le grand axe du losange poplité, immédiatement au-dessous de l'aponévrose, on rencontre le *nerf sciatique ;* — en dedans et plus profondément sur la *veine;* — plus en dedans et plus profondément, sur le plan osseux, est l'*artère* accolée à la veine. Le nerf sciatique se bifurque

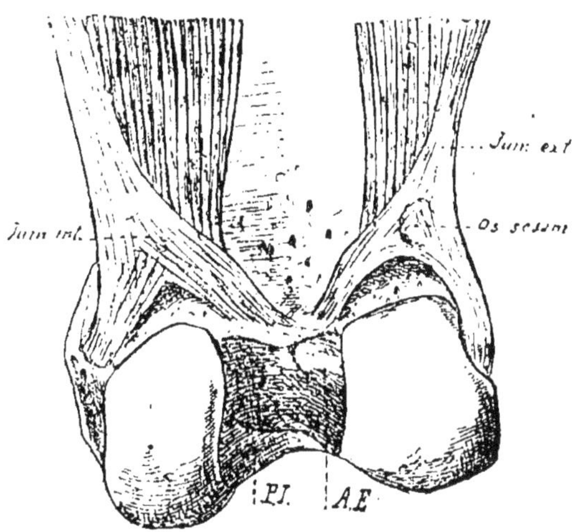

Sch. 47. — *Insertion des jumeaux.* — (Ces muscles ont été coupés et relevés pour montrer le capot tendineux qu'ils forment sur chaque condyle). — *PI.* Insertion fémorale du ligament croisé postérieur. — *AE.* Insertion du ligament croisé antérieur.

dans l'angle supérieur du losange poplité : le *sciatique poplité interne* descend verticalement, en dehors et en arrière de la veine; le sciatique poplité externe gagne par un trajet oblique le col du péroné.

L'*artère poplitee*, qui, continuant la fémorale, commence à l'anneau du troisième adducteur, se termine à l'anneau du soléaire, où elle se bifurque en tronc tibio-péronier et tibiale antérieure.

M. à n. — Un peu en dedans de la ligne médiane, faites une incision verticale comprenant la peau et l'aponévrose. Écartez fortement le demi-membraneux d'une part, le biceps de l'autre; votre plaie ainsi éclairée, vous apercevez de dehors en dedans et d'arrière en avant: le sciatique poplité interne, placé immédiatement sous l'aponévrose, et, plus profondément, la grosse veine poplitée et l'artère de même nom.

Vous mettrez facilement à nu, par cette incision, le nerf sciatique poplité externe, qui traverse obliquement en bas et en dehors le losange poplité.

Au haut de votre incision apparaîtra le plus souvent le tronc du sciatique.

Insertion supérieure des jumeaux. — Je représente ici dans deux schémas les principaux détails de l'insertion supérieure des jumeaux (Voy. sch. 46 et 47).

J'ai montré dans un travail sur l'anatomie du genou (*Progrès médical*, 1888) que l'insertion supérieure des jumeaux n'était pas limitée aux facettes triangulaires des condyles, que ces muscles s'inséraient encore par une sorte de *capot* tendineux coiffant la saillie condylienne, capot dont le faisceau moyen se fixe aux tubercules sus-condyliens (Voy. Fémur, *Traité d'Anatomie humaine ; ostéologie*, par P. Poirier).

IV. — JAMBE

Loge antérieure. — C'est une auge verticale, ostéofibreuse quadrangulaire, qui, très profonde en haut, diminue de profondeur, à mesure que les tendons succèdent aux corps charnus des muscles qu'elle contient. Les parois de cette loge sont constituées ainsi : la paroi interne est formée par la face externe du tibia ; la paroi postérieure, par la membrane interosseuse, perforée en haut par les vaisseaux tibiaux antérieurs ; la paroi externe est formée par la face interne du péroné et une cloison aponévrotique séparant les muscles de la région antérieure de ceux de la région externe. — L'auge est fermée et transformée en loge par l'aponévrose jambière, paroi antérieure (Voy. sch. 48).

Voyons maintenant quels sont les organes contenus dans cette loge et commençons par les muscles.

Muscles. — Dans sa partie *supérieure*, elle ne contient que deux muscles : en dedans, le *jambier antérieur* accolé à la face externe du tibia; en dehors, l'*extenseur commun des orteils*, inséré à la face antérieure du péroné.

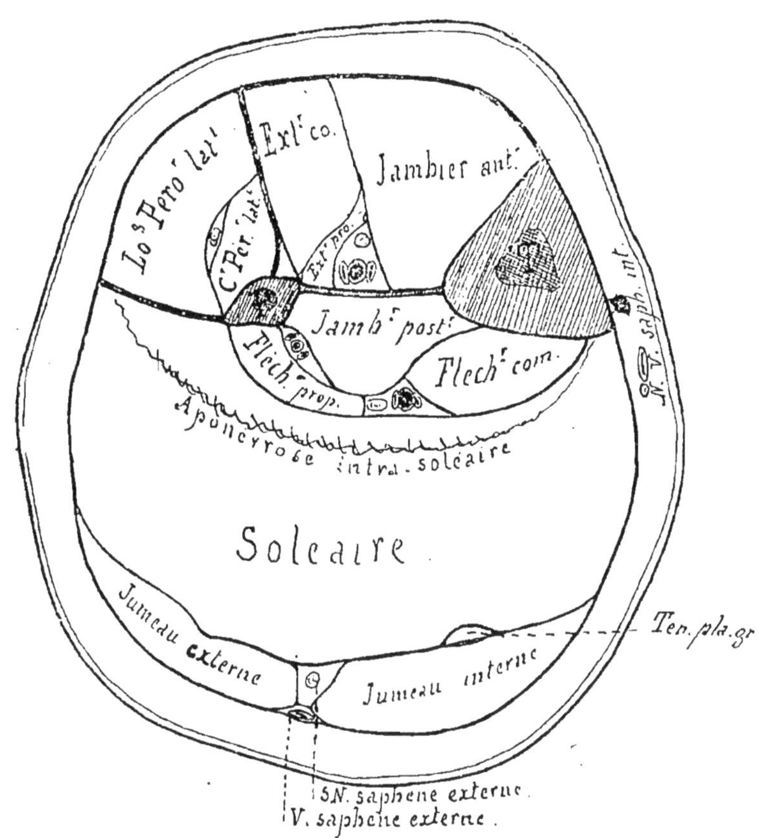

Sch. 48. — *Coupe de jambe* (à la jonction du tiers supérieur avec le tiers moyen).

Plus bas, vers le *tiers moyen* de la jambe, un nouveau muscle s'interpose aux deux précédents : c'est l'*extenseur propre du gros orteil*, profondément situé entre eux.

Plus bas encore, vers le *tiers inférieur*, nous trouverons souvent, accolé à la face externe de l'extenseur commun, un petit muscle dont le tendon va à l'extrémité postérieure du cinquième métatarsien : c'est le *péronier antérieur*.

Vaisseaux et nerfs tibiaux antérieurs. — Le paquet vasculo-nerveux suit, tout le long de la jambe, la face externe du jambier antérieur ; il est donc d'abord entre ce muscle et l'extenseur commun, et, plus bas, entre le jambier et l'extenseur propre. C'est là un rapport que vous n'avez pas le droit d'oublier. De plus, ces organes sont profondément situés, accolés à la membrane interosseuse.

L'*artère tibiale antérieure*, branche de bifurcation de la poplitée, traverse la partie supérieure de la membrane interosseuse, chemine, comme je l'ai dit, tout le long de la face externe du jambier antérieur, et se termine sous le ligament annulaire antérieur du tarse, où elle prend le nom de *pédieuse*. Deux grosses veines l'accompagnent dans son trajet.

Le *nerf tibial antérieur*, branche terminale interne du sciatique poplité externe, croise la direction de l'artère ; d'abord placé en dehors d'elle, il passe en avant, puis en dedans.

M. à n. — Jambier antérieur. — Une incision verticale, parallèle à la crête du tibia, et à 1 centimètre en dehors, vous montre, après la peau et l'aponévrose, le corps charnu très épais du jambier antérieur.

Extenseur commun des orteils. — La même incision, faite à un gros travers de doigt en dedans du péroné, vous conduit sur le corps charnu, mince, de l'extenseur commun.

Extenseur propre du gros orteil. — Faites, sur les deux tiers inférieurs de la jambe, une incision cutanée à égale distance du tibia et du péroné. Reconnaissez l'aponévrose et l'interstice qui sépare le jambier antérieur de l'extenseur commun ; ouvrez alors cet interstice avec la sonde cannelée, et profondément, caché par les deux muscles précités, vous découvrirez le corps charnu de l'extenseur propre.

Péronier antérieur. — Sur le tiers inférieur de la jambe, à un travers de doigt en dedans du péroné, incisez la peau et l'aponévrose ; reconnaissez l'extenseur commun, déjà à moitié tendineux ; immédiatement en dehors de lui, vous trouverez les quelques faisceaux charnus qui constituent la péronier antérieur. N'oubliez pas que ce muscle est inconstant.

Vaisseaux et nerfs tibiaux antérieurs. — Incisez sur le milieu de la jambe suivant une ligne allant du milieu de l'espace malléolaire au tubercule de Gerdy; après la peau, incisez l'aponévrose : reconnaissez le corps charnu du jambier et l'interstice qui le sépare de l'extenseur propre; remontez cet interstice qui devient bientôt l'interstice entre le jambier et l'extenseur commun. Tout le long de la face externe du jambier, sur la membrane interosseuse, vous trouverez le paquet vasculo-nerveux; en haut, le nerf est en dehors de l'artère; en bas, il est à son côté interne.

Nerf musculo-cutané. — Branche de terminaison externe du sciatique poplité externe, il descend verticalement au milieu des fibres du long péronier latéral, le long et en arrière de la cloison intermusculaire antérieure de la jambe, puis entre l'extenseur commun des orteils et le court péronier latéral, et devient sous-cutané vers le tiers inférieur de la jambe.

M. à n. — Si le sujet est maigre, mettez les pieds en adduction et en rotation en dedans, et vous *verrez* se dessiner sous la peau des cordons du nerf. Parfois même, vous pourrez voir, par cette manœuvre, l'anastomose avec le nerf saphène externe. La mise à nu est alors facile.

Sur une jambe grasse ou œdémateuse, faites une longue incision cutanée du milieu du péroné au milieu de l'espace intermalléolaire. Disséquez prudemment les deux lèvres de la plaie, et sous l'une d'elles vous verrez le cordon blanc du musculo-cutané.

Région externe. — Muscles péroniers. — Les *péroniers* occupent une loge ostéo-fibreuse, qui les sépare des muscles des régions interne et postérieure de la jambe (Voy. sch. 47). Le *long péronier latéral* entoure de ses insertions le quart supérieur de la face externe du péroné et occupe à lui seul cette portion de la loge péronière ; il répond à l'aponévrose dans toute sa portion jambière. — Le *court péronier*, plus faible et plus profondément situé, naît du tiers inférieur de la face externe du péroné ; il est en partie recouvert par le large tendon du long péronier.

M. à n. — Après avoir reconnu la tête du péroné et la diaphyse de l'os, accessible dans la moitié inférieure de la jambe, entourée d'une épaisse couche musculaire dans la moitié supérieure, incisez tout le long de l'os, sur la face externe de la jambe, de la tête à la malléole péronière ; dans la moitié supérieure de l'incision, le corps charnu du L. P. L. apparaît après la section de l'aponévrose ; dans la moitié inférieure, le tendon très large du L. P. L. recouvre le corps charnu du C. P. L.

Nerf sciatique poplité externe. — Branche externe de bifurcation du nerf sciatique, il se porte obliquement en bas et en dehors pour contourner le col du péroné à un petit travers de doigt au-dessous de la tête de cet os ; à ce niveau, il est dans l'épaisseur du L. P. L. (Voy. sch. 41 et 44). Puis il se divise en deux branches après avoir donné un gros rameau au jambier antérieur : l'une, externe, branche musculo-cutanée péronière, descend dans l'épaisseur du long péronier, puis entre ce muscle et le court péronier, et traverse l'aponévrose jambière vers le tiers inférieur de la jambe ; — l'autre, interne, est le tibial antérieur, que nous connaissons aussi.

M. à n. — Mettez la jambe en flexion. Cherchez et prenez la tête du péroné. — A 1 centimètre au-dessous de la tête du péroné, et sur le bord postérieur de cet os, vous sentirez et ferez facilement rouler sous le doigt le cordon du sciatique poplité externe. Incisez, sur ce cordon, la peau, l'aponévrose et quelques fibres du long péronier, vous arriverez alors sur le nerf, et vous le verrez s'engager dans un canal musculo-osseux formé par le péroné et le long péronier latéral. Suivez-le dans ce canal, et constatez sa bifurcation à trois travers de doigt au-dessous de la tête péronière.

Région postérieure. — Veine saphène externe. — Nerf saphène externe. — La veine chemine, sur la ligne médiane de la face postérieure de la jambe, entre les deux jumeaux dans un dédoublement aponévrotique. J'ai rappelé plus haut ses rapports avec le saphène externe.

M. à n. — Sur le milieu de la face postérieure de la jambe (tiers moyen), faites une incision verticale coupant la peau et le tissu cellulaire sous-cutané; reconnaissez l'interstice des jumeaux : la *veine* et le *nerf saphène* sont là, sous un mince feuillet aponévrotique.

Muscles. — Deux couches : une superficielle, formée par le triceps sural ; une profonde, formée par les fléchisseurs et le jambier postérieur (Voy. sch. 48).

Couche superficielle. — 1° Triceps sural. — Il se compose de deux couches musculaires : l'une, superficielle, formée par les jumeaux; l'autre, profonde, par le soléaire. Les deux jumeaux viennent du fémur (Voir *Creux poplité*); le soléaire s'insère à la tête et au tiers supérieur de la face postérieure du péroné, à l'interstice de la ligne oblique du tibia, au tiers moyen du bord interne de cet os et à une arcade fibreuse allant du tibia au péroné (*anneau du soléaire*). Sous cette arcade passent les vaisseaux et nerfs tibiaux postérieurs. Le soléaire présente deux aponévroses d'insertion : l'une, visible sur la face postérieure du muscle; l'autre, intra-soléaire, située dans l'épaisseur de la masse charnue, tout près de la face antérieure (Voy. sch. 48).

Les jumeaux et le soléaire, distincts en haut, se réunissent en bas en un seul tendon : le tendon d'Achille.

Entre eux chemine le tendon du *plantaire grêle ;* ce tendon, long et grêle, se place au côté interne du tendon d'Achille; ce muscle est inconstant (Voy. sch. 45 et 48).

2° Couche profonde. — Les muscles de cette couche sont contenus dans une gouttière ostéo-fibreuse, formée en avant par la membrane interosseuse, en dedans par la face postérieure du tibia, en dehors par la moitié postérieure de la face interne du péroné et la face postérieure de cet os. Cette gouttière est fermée en arrière par une aponévrose qui sépare les muscles de la couche profonde de ceux de la couche superficielle ; mince en haut de la jambe, elle devient très épaisse dans le tiers inférieur de celle-ci et recouvre, avec les muscles, les vaisseaux et nerfs de la région. Dans le fond de cette gouttière, nous trouvons en haut, au-dessus de la ligne oblique du tibia, le corps charnu du poplité. Au-dessus de cette ligne, c'est-à-dire dans les trois cinquièmes inférieurs de la jambe, la loge est occupée : en dedans par le *fléchisseur commun des orteils*, accolé à la face postérieure du tibia, en dehors par le *fléchisseur propre du gros orteil*, et, le plus profondément, par le *jambier postérieur*, inséré dans la longue gouttière postérieure de la face *interne* du *péroné* et sur la partie externe de la face postérieure du *tibia*, et accolé à la membrane interosseuse (Voy. sch. 48).

Anneau du soléaire. — M. à n. (Voy. sch. 45). — Faites une incision transversale de la jambe sur la partie moyenne du mollet ; coupez la peau, l'aponévrose et les jumeaux, et relevez ces muscles jusqu'au niveau de leurs insertions condyliennes. Vous voyez alors la face postérieure du soléaire sur laquelle passe le plantaire grêle (Voy. sch. 45). En quelques coups de sonde cannelée, vous dégagez l'arcade du soléaire, sous laquelle s'engagent les vaisseaux et nerfs tibiaux postérieurs : c'est l'anneau du soléaire. Voulez-vous mieux voir et constater que cet anneau est un canal ? Incisez transversalement le soléaire ; reconnaissez en passant l'*aponévrose intra-soléaire ;* détachez l'insertion péronière et rejetez vers le tibia le corps charnu du muscle : ceci fait, vous apercevez, cheminant dans un tissu cellulaire jaunâtre, les vaisseaux et nerfs tibiaux postérieurs qui ont franchi l'anneau. Engagez votre doigt le long des vaisseaux, et vous le sentirez bientôt serré dans le *canal soléaire*, dont il pourra apprécier les dimensions.

Vaisseaux et nerfs tibiaux postérieurs. — Les artères de la région jambière postérieure viennent du tronc *tibio-péronier*, branche de bifurcation de la *poplitée*. — Le tronc tibio-péronier se divise en deux artères : la tibiale postérieure et la péronière.

1° Tibiale postérieure. — Elle chemine sur la face postérieure du jambier postérieur, derrière le tibia, jusqu'à la gouttière calcanéenne, où elle se bifurque en plantaires interne et externe.

2° Péronière. — D'un volume plus petit, elle est plus en dehors, entre le fléchisseur propre du gros orteil et le jambier postérieur, entre le péroné; elle se termine par deux branches : une postérieure, qui longe le côté externe du fléchisseur propre ; une antérieure, qui perfore la membrane interosseuse et s'anastomose avec la tibiale antérieure qu'elle remplace quelquefois (Voy. Pédieuse).

Chaque artère est accompagnée de deux veines satellites.

Le **nerf tibial postérieur**, terminaison du sciatique poplité interne, accompagne l'interne tibiale postérieure, en dehors de laquelle il est situé : comme l'artère, il se bifurque en N, plantaires externe et interne.

M. à n. — Faites une incision sur la ligne médiane, puis *mettez la jambe en flexion;* écartez les lèvres de la plaie ; reconnaissez l'interstice des jumeaux et incisez l'aponévrose sur cet interstice; faites écarter le jumeau interne : vous voyez, cheminant sur le soléaire, le tendon du plantaire grêle. Incisez le soléaire, couche par couche, jusqu'à ce que vous aperceviez son aponévrose intra-musculaire. Avec la sonde cannelée, déchirez cette aponévrose et les quelques fibres charnues qui la doublent en avant. Faites écarter fortement et vous voyez : 1° au fond de la plaie, suivant l'axe du mollet, le gros *nerf tibial postérieur;* 2° en dedans, *derrière le tibia*, l'*artère tibiale postérieure*, flanquée de ses deux veines ; 3° en dehors, *contre le péroné*, l'*artère péronière* avec ses deux veines satellites (Voy. sch. 45).

V. — COU-DE-PIED

Face antérieure. — **Exploration.** — Sur les parties latérales, deux saillies osseuses, les malléoles (chevilles) : l'interne, formée par la malléole tibiale, est grosse, courte, épaisse ; — l'externe, au contraire, est longue, élancée, pointue : c'est la malléole péronière, qui descend beaucoup plus bas que la malléole tibiale.

Sur la face dorsale du cou-de-pied, deux saillies sont à reconnaître : l'une, très anguleuse, située au-devant de la malléole péronière et au-dessus de l'excavation astragalo-calcanéenne, est formée par l'angle antéro-externe de la poulie astragalienne ; *elle répond à l'interligne tibio-tarsien ;*

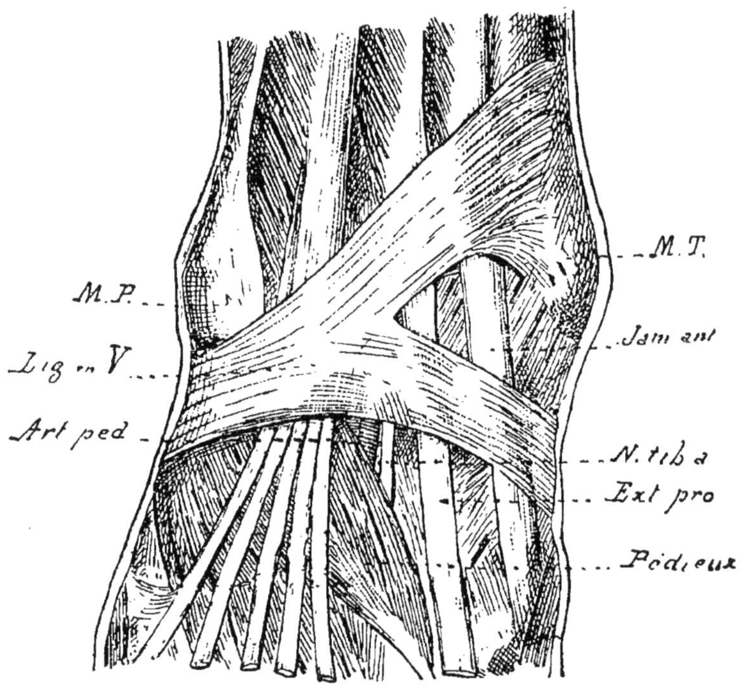

Sch. 49. — *Cou-de-pied* (ligament en V).

elle disparaît dans les mouvements de flexion du pied, quand la poulie astragalienne s'est enfoncée davantage dans la mortaise péronéo-tibiale ; — l'autre, arrondie, est située sur l'axe du dos du pied, c'est la tête de l'astragale : sa saillie augmente quand le pied est porté *en extension forcée avec rotation en dedans.*

Ligament annulaire antérieur du tarse. — Épaississement de l'aponévrose antérieure de la jambe, bride des tendons extenseurs, le ligament annulaire part de l'excavation calcanéo-astragalienne; il monte obliquement en haut et en dedans, au devant du cou-de-pied, et se divise en deux branches : l'une, supérieure, qui va se fixer sur la partie inférieure de la crête du tibia; l'autre, inférieure, qui se continue avec l'aponévrose sur le bord interne du pied. Cette bifurcation lui a fait donner le nom de ligament en Y; il serait peut-être préférable de l'appeler ligament en V, car nous trouverons dans cette région un autre ligament en Y, autrement important, qu'il ne faudra pas confondre avec celui-là.

Le ligament annulaire passe, à la façon d'un baudrier, au-devant des tendons extenseurs. De sa face profonde se détachent des cloisons qui se rendent au squelette sous-jacent, formant ainsi de véritables loges pour les tendons; la cloison intermédiaire aux tendons extenseurs communs et à celui de l'extenseur propre est particulièrement épaisse et longue. — Au niveau du jambier antérieur, le ligament se dédouble, mais le feuillet, qui passe en avant du tendon, est très mince, disposition qui explique la saillie plus considérable du tendon du jambier antérieur dans les mouvements de flexion du pied (*musculus catenæ*).

M. à n. — Faites une incision cutanée montant obliquement de l'excavation astragalo-calcanéenne vers le tiers inférieur de la crête tibiale : disséquez les deux lèvres de la plaie pour mettre à nu l'aponévrose. Regardez, et vous verrez, plus ou moins nettement accentué, l'épaississement en V de l'aponévrose jambière.

Gaines des extenseurs. — Du ligament annulaire se détachent des cloisons fibreuses isolant les tendons pourvus de gaines synoviales. Trois gaines sont ainsi formées :

1° L'interne loge le *jambier antérieur*, qui va s'insérer au premier cunéiforme et à la base du premier métatarsien ;

2° La moyenne renferme l'*extenseur propre du gros orteil*, qui va à la deuxième phalange de cet orteil. L'*artère pédieuse*, continuation de la tibiale antérieure, accompagnée de deux veines satellites et du nerf tibial antérieur, est située au côté interne de cette gaine : elle répond au milieu de l'espace intermalléolaire;

3° L'externe contient les quatre tendons de l'extenseur commun qui s'insèrent aux deux dernières phalanges des quatre derniers orteils. Dans la même gaine est le tendon inconstant du *court péronier antérieur*, qui va se fixer à la base (face dorsale) du quatrième et surtout du cinquième métatarsien.

M. à n. — Jambier extérieur. — Mettez le pied en extension forcée : la corde tendineuse du jambier antérieur fera saillie

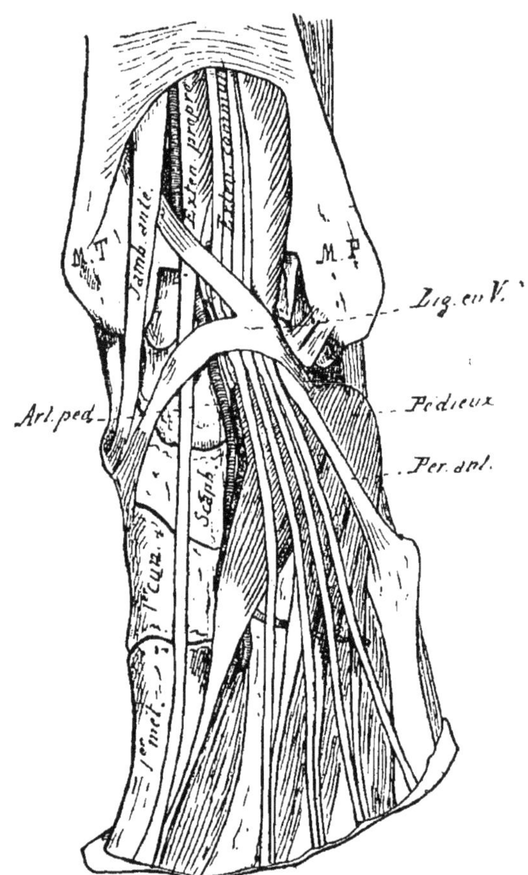

Sch. 50. — *Faces antérieure du cou-de-pied et dorsale du pied.*

sur le bord interne de la région et tracera elle-même la direction de votre incision.

Extenseur propre ; artère pédieuse et nerf tibial. — A 1 centimètre en dehors de cette corde, incisez la peau et le ligament annulaire ; vous arrivez sur le tendon de l'extenseur propre en arrière duquel est le paquet vasculo-nerveux (Voy. sch. 49) : n'oubliez pas que le nerf est en dedans de l'artère. Comptez donc un tendon à partir de la crête tibiale, et cherchez dans le premier interstice, entre le tendon du jambier et celui de l'extenseur propre : les vaisseaux sont là.

Extenseur commun. — A un gros travers de doigt en dehors du jambier antérieur, coupez peau et aponévrose ; énucléez alors de leur loge les tendons de l'extenseur commun.

Région postérieure. — Exploration. — La partie moyenne est occupée par le tendon d'Achille, dont les bords saillants, dans la flexion du pied, délimitent avec les faces postérieures des deux malléoles deux gouttières, les *gouttières rétro-malléolaires.*

Grattez avec l'ongle les faces postérieures de ces malléoles et vous rencontrerez, sur chacune d'elles, une crête très saillante, toujours *accrochable :* c'est la crête malléolaire, limite antérieure des gouttières rétro-malléolaires. Visibles, dans l'extension du pied, chez les sujets maigres, ces gouttières sont facilement reconnues par la palpation chez les sujets gras ou œdémateux.

Tendon d'Achille. — Tendon terminal du triceps sural, il se fixe à la moitié inférieure de la face postérieure du calcanéum. La moitié supérieure de cette face répond à une bourse séreuse résultant du frottement du tendon sur l'os : cette séreuse porte le nom de *bourse séreuse rétro-calcanéenne* (Voy. sch. 53).

M. à n. — Placez le pied en flexion : la saillie du tendon augmente. Incisez alors sur la ligne médiane de cette saillie : sous la peau et l'aponévrose vous apercevrez les belles fibres nacrées du tendon. Dégagez les bords ; coupez le tendon transversalement et rabattez en bas son bout inférieur. Disséquant avec prudence sa face profonde, vers son insertion calcanéenne, vous ouvrez la bourse séreuse rétro-calcanéenne.

Au côté interne du tendon d'Achille, vous trouverez souvent le petit faisceau tendineux du plantaire grêle.

Région malléolaire interne. — Veine saphène interne. — Née de la partie interne de l'arcade dorsale du dos du pied, elle passe sur le tiers antérieur de la malléole interne.

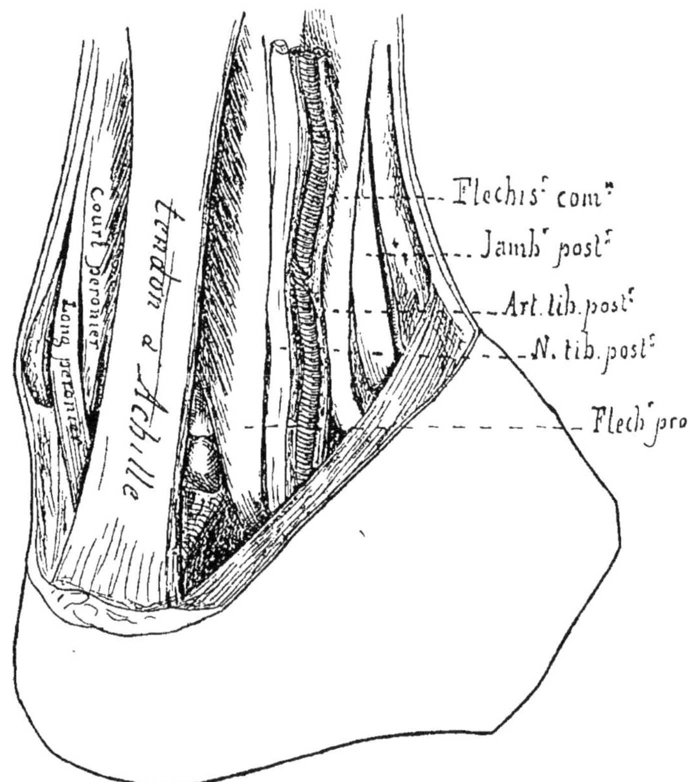

Sch. 51. — *Cou-de-pied* (face postérieure, gouttières rétro-malléolaires).

M. à n. — Si vous ne voyez pas son trajet, vous pourrez toujours, par une palpation délicate, sentir au travers de la peau la veine épaisse et aplatie sur la malléole. Faites une incision cutanée sur la malléole, et cherchez la veine dans le tissu cellulo-graisseux.

Gouttière rétro-malléolaire interne. — Elle a deux lèvres : le tendon d'Achille, la crête malléolaire interne. La grande gouttière rétro-malléolaire interne loge des organes qui, de la face postérieure de la jambe, passent à la région plantaire. Ces organes sont disposés comme il suit (V. sch. 51 et 52).

Jambier postérieur. — Le tendon de ce muscle glisse dans la gouttière creusée sur la face postérieure de la malléole interne, immédiatement en dehors de la crête malléolaire ; il se réfléchit sur l'appareil ligamenteux interne du cou-de-pied, devient plantaire, et s'épanouit en bouquet tendineux. Les faisceaux principaux de ce bouquet tendineux se fixent au scaphoïde, au 1er et au 3e cunéiformes; d'autres, moins importants, vont s'attacher au cuboïde et aux bases des 2e, 3e et 4e métatarsiens (V. sch. 58).

M. à n. — Accrochez avec l'ongle la crête tranchante de la malléole interne ; immédiatement en arrière de cette crête, incisez longitudinalement la peau et l'aponévrose très épaisse ; vous mettez ainsi à nu le gros tendon du jambier postérieur.

Fléchisseur commun des orteils. — Le tendon passe dans la gouttière creusée sur la face postérieure du tibia, un peu en dedans de la gouttière du jambier postérieur, croisant à angle aigu le tendon de ce muscle, glisse sur le sommet de la petite apophyse du calcanéum, et arrive à la face plantaire où il se divise en quatre tendons destinés aux troisièmes phalanges des quatre derniers orteils.

M. à n. — A 1 centimètre en arrière de la crête malléolaire interne, incisez peau et aponévrose. Au fond de la plaie apparaît le tendon du fléchisseur commun, contigu à celui du jambier, mais plus petit que lui.

Fléchisseur propre du gros orteil. — D'origine péronière, ce muscle glisse dans une gouttière bien marquée à la partie moyenne de la face postérieure du tibia; puis il s'engage dans une gouttière creusée sur la partie postérieure de l'astragale, et dans une troisième gouttière sous la petite apophyse du calcanéum pour arriver à la plante. Dans la grande gouttière rétro-malléolaire, il est très profondément situé, en dehors du paquet vasculo-nerveux, profondément, sur le tibia (Voy. sch. 51).

M. à n. — Incision verticale dans la gouttière rétro-malléolaire sur le bord du tendon d'Achille. Après la peau, incisez une première aponévrose : vous ouvrez ainsi un espace inter-aponévrotique qui vous conduit devant le tendon d'Achille. Ne vous égarez pas : dirigez-vous vers le tibia et gardez-vous d'aller vous perdre devant Achille : incisez, après l'avoir reconnue, une deuxième aponévrose. Le fléchisseur propre apparaît alors, moitié charnu, moitié tendineux; suivez-le dans sa gouttière astragalienne, plus bas encore, sous la petite apophyse du calcanéum (Le gros nerf tibial postérieur peut être un bon guide.)

Vaisseaux et nerf tibiaux postérieurs. — **Artère.** — Accompagnée de ses deux veines, elle suit l'axe de la gouttière rétro-malléolaire, c'est-à-dire qu'elle est située à égale distance de la crête de la malléole et du tendon d'Achille. Elle est séparée de la peau par deux aponévroses réunies en un feuillet épais. Elle se bifurque dans la gouttière calcanéenne en plantaire interne et plantaire externe.

Nerf. — Le tibial postérieur suit le trajet de l'artère, un peu en arrière de celle-ci. Comme l'artère, il se bifurque en nerf plantaire externe et nerf plantaire interne. Quelquefois cette bifurcation se fait très haut, au tiers inférieur de la jambe : vous trouvez alors deux nerfs avec l'artère.

M. à n. — A égale distance de la crête rétro-malléolaire et du tendon d'Achille, faites une incision verticale, et prolongez-la en bas et en avant, suivant l'axe de la gouttière calcanéenne. Après la peau et une première aponévrose, reconnaissez une deuxième couche aponévrotique, assez peu épaisse, en général, pour vous permettre de distinguer la couleur noirâtre des vaisseaux sous-jacents, *si vous savez faire écarter* les lèvres de la plaie. Sectionnez-la sur la sonde cannelée, le paquet vasculo-nerveux est *immédiatement* sous cette aponévrose : l'artère en avant avec ses deux veines, le cordon blanc du nerf un peu en arrière.

Nerf calcanéen interne. — De volume notable, il se

détache du côté interne du tibial postérieur au niveau de la malléole et se porte verticalement sur la face interne du calcanéum.

M. à n. — Faites la même incision que pour mettre à nu le paquet vasculo-nerveux dans la gouttière rétro-malléolaire. Mettez à découvert le nerf tibial postérieur; soulevez-le avec une pince, et vous verrez s'en détacher le rameau calcanéen, facile à suivre dans le tissu graisseux.

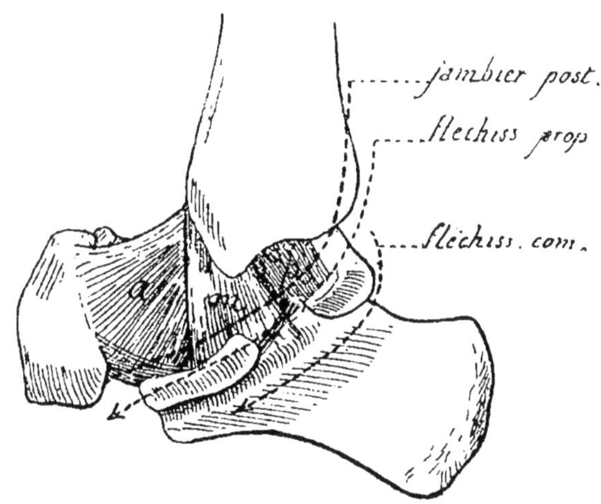

Sch. 52. — *Appareil ligamenteux interne de l'articulation tibio-tarsienne.*
(Il y a une erreur dans la légende manuscrite :
à la place de *fléchisseur commun*, lisez *fléchisseur propre*, et réciproquement.)

Appareil ligamenteux interne. — Trois faisceaux :

1° L'antérieur, **tibio-astragalien**, va du bord antérieur de la malléole aux faces dorsale et interne du scaphoïde et de l'astragale.

2° Le moyen, **tibio-calcanéen**, va du bord antérieur de la malléole à la petite apophyse du calcanéum et au ligament scapho-calcanéen avec lequel il forme la figure Δ, d'où le nom de ligament deltoïde. Le ligament antérieur et le moyen, minces et intimement unis, peuvent être dédoublés en deux couches, l'une et l'autre très minces.

3° Le postérieur, **tibio-astragalien**, s'insère : en haut, à une fossette profonde creusée en arrière de la facette articulaire de la malléole tibiale ; en bas, à une facette située au-dessous de la moitié postérieure de la facette tibiale de l'astragale : c'est un trousseau fibreux, très court, très épais et très résistant. — On a décrit ce dernier faisceau comme couche profonde, parce qu'il est très épais; en réalité, il est situé sur le même plan que les autres et peut être disséqué, vu et pincé, sans qu'il soit nécessaire de recourir à la section verticale du tibia que l'on conseille encore (Voy. sch. 52).

M. à n. — A 1 centimètre au-dessous de la malléole tibiale, faites une incision horizontale allant de la gouttière rétro-malléolaire au tubercule du scaphoïde; coupez la peau, le tissu cellulaire sous-cutané et le ligament annulaire interne du tarse. Sectionnez ensuite les tendons du jambier postérieur et du fléchisseur commun. Détachez avec soin la partie profonde de la gaine de ces tendons, et vous mettrez en évidence l'appareil ligamenteux interne. Il est inutile, pour voir le faisceau postérieur, de faire la section antéro-postérieure du tibia conseillée par nombre d'auteurs : ce ligament paraît profond, parce qu'il est épais, mais il n'est pas caché par les autres : sur une articulation bien disséquée, vous pouvez le montrer et le pincer sans avoir recours à cet artifice : *il suffit d'avoir su le disséquer.*

Cette description de l'appareil ligamenteux interne ne répond guère aux descriptions classiques qui réunissent les deux premiers faisceaux en un ligament deltoïde superficiel dont la base est le ligament calcanéo-scaphoïdien, et qui décrivent à part, comme couche profonde, le faisceau tibio-astragalien postérieur. Or, il m'a paru que les trois faisceaux étaient sur un même plan et que le postérieur ne différait des autres que par son épaisseur et sa force : en somme, la constitution de l'appareil ligamenteux interne est identique à celle de l'appareil externe : dans les deux, le faisceau postérieur est le plus fort et transversalement dirigé.

Gouttière calcanéenne. — Convertie en canal par le ligament annulaire interne du tarse, la gouttière calcanéenne fait suite à la gouttière rétro-malléolaire; elle contient les mêmes organes, ainsi étagés de haut en bas et de dedans en dehors : 1° le *jambier postérieur*, reposant sur l'appareil ligamenteux interne; 2° le *fléchisseur commun*, accolé au sommet de la petite apophyse du calcanéum; 3° le fléchisseur propre dans la gouttière de cette apophyse ; 4° et sur un plan plus superficiel, croisant le tendon du *fléchisseur propre*, le *paquet vasculo-nerveux*. — *Ajoutons que le fond de la gouttière calcanéenne est tapissé par les insertions de l'accessoire du fléchisseur commun*, **chair carrée de Sylvius.**

Région malléolaire externe. — Veine saphène externe. — Née de l'extrémité externe de l'arcade dorsale du pied, la saphène externe, sous-cutanée, passe au-dessous et en arrière de la malléole péronière.

M. à n. — Sur la face postérieure de la malléole externe faites une longue incision cutanée : disséquez les deux lèvres, surtout la postérieure ; c'est sous elle que vous trouverez le plus souvent, dans le tissu cellulaire sous-cutané, la veine, accompagnée par des rameaux du nerf saphène externe.

Gouttière rétro-malléolaire externe. — Moins large que l'interne, elle est limitée en arrière par le tendon d'Achille, en avant par la crête du bord postérieur de la malléole péronière (crête malléolaire externe). Elle donne passage dans son tiers antérieur aux tendons des péroniers latéraux (V. sch. 51).

Tendons des péroniers latéraux. — Devenus postérieurs comme la face externe du péroné, les tendons des deux péroniers sont maintenus dans la gouttière rétro-malléolaire par la même gaine fibreuse, le tendon du long péronier recouvrant celui du court. Arrivés au sommet de la malléole, les deux tendons se coudent presque à angle droit ; sur la face externe du calcanéum, ils se séparent et ont chacun leur gaine fibreuse (V. sch. 53).

Le **court péronier**, devenu supérieur, est séparé du long par le tubercule calcanéen externe ; il se dirige presque horizontalement en avant et va se fixer à la tubérosité du cinquième métatarsien.

Le **long péronier** descend un peu obliquement en bas et en avant sur la face externe du calcanéum, au-dessous du tubercule ; il se réfléchit de nouveau sur le bord externe du cuboïde, pénètre dans la gouttière de la face inférieure de cet os, traverse la plante dans un canal ostéo-fibreux (Voy. sch. 56 et 58), et s'insère au tubercule externe de la base du premier métatarsien.

M. à n. — Reconnaissez la crête malléolaire externe : immédiatement en arrière de cette crête, incisez peau et aponévrose, et sectionnez la gaine fibreuse qui entoure les tendons. Vous trouvez d'abord le tendon large et épais du long péronier, et, sous sa face profonde, le tendon du court péronier, souvent accompagné de quelques fibres musculaires.

Prolongez en avant votre incision, vers le tubercule du cinquième métatarsien, toujours gros et facile à reconnaître ;

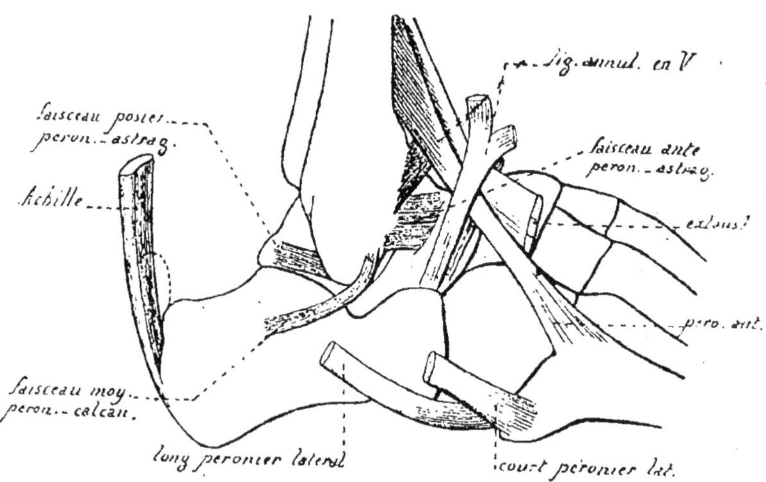

Sch. 53. — *Appareil ligamenteux externe de l'articulation tibio-tarsienne.*

vous verrez alors les deux tendons péroniers, marchant parallèlement, le court au-dessus du long, séparés par le tubercule calcanéen externe.

Appareil ligamenteux externe. — Trois faisceaux :

1° L'antérieur, **péronéo-astragalien,** s'insère sur le quart antérieur de la face cutanée de la malléole péronière, tout près du bord antérieur, et va se fixer sur les confins antérieurs de la facette péronière de l'astragale, un peu en arrière du col de cet os ;

2° Le moyen, **péronéo-calcanéen,** cordon aplati, épais de 4 à 5 millimètres, s'insère au bord antérieur de la malléole, immédiatement au-dessous du précédent ; *il se réfléchit sur le sommet de la malléole* dans une gouttière osseuse et se dirige un peu obliquement en arrière et en bas pour aller s'attacher sur une dépression rugueuse, de la face externe du calcanéum à la jonction du tiers postérieur et du tiers moyen de cet os ;

3° Le postérieur, **péronéo-astragalien** cône fibreux très fort, part de la moitié inférieure de la large fossette creusée derrière la facette articulaire de la malléole péronière, et, se dirigeant transversalement vers l'astragale, il va se fixer à une empreinte triangulaire, longue de 20 millimètres, immédiatement en arrière du bord postérieur de la poulie astragalienne. Il est très profondément situé sous les péroniers et leur gaine. C'est le faisceau le plus fort de l'appareil ligamenteux externe.

M. à n. — Mettez à nu la malléole externe : en dégageant son bord antérieur, vous verrez le ligament *péronéo-astragalien antérieur*, qui continue en avant et en dedans la surface malléolaire.

Faites l'incision recommandée pour découvrir les tendons des péroniers latéraux ; délogez ces tendons de leur gouttière ostéo-fibreuse : vous verrez le faisceau moyen, *péronéo-calcanéen*, sur lequel passent ces tendons ; constatez la direction presque horizontale de ce faisceau et son insertion supérieure qui laisse libre le sommet de la malléole, *sur lequel il se réfléchit*.

Placez le pied en flexion forcée ; vous voyez le fond de la gaine des péroniers ; c'est derrière ce fond très épais, presque cartilagineux, que se trouve le très profond faisceau *péronéo-astragalien postérieur :* donc, sculptez avec la pince et le bistouri le tissu dense de la gouttière et dégagez le ligament profondément situé.

VI. — PIED

Face dorsale. — Exploration. — Nous avons appris à reconnaître (V. *Exploration du cou-de-pied*) *la saillie anguleuse de l'angle antéro-externe de la poulie astragalienne* et *la tête de l'astragale*, *saillie mousse* et *arrondie*. En avant de la malléole péronière, le doigt explorateur tombe dans une dépression profonde : c'est l'*excavation astragalo-calcanéenne*. Cette palpation est inutile sur les sujets maigres : la dépression est très nettement visible. — On peut encore, en portant fortement le pied en abduction et rotation en dedans, faire saillir et reconnaître, à un gros travers de doigt en avant de la malléole peronière le contour supérieur de la *grande apophyse du calcanéum* ; elle se trouve sur la même ligne transversale que la tête astragalienne, formant avec celle-ci la *ligne de Chopart.*

Muscle pédieux. — Il prend naissance sur la face supérieure de la grande apophyse du calcanéum et sur le ligament calcanéo-cuboïdien supérieur. Le corps charnu du muscle se divise en quatre faisceaux qui donnent naissance à quatre tendons : l'interne, plus considérable, va se fixer à la première phalange du gros orteil ; les trois autres vont se jeter sur le côté externe des tendons extenseurs des trois orteils moyens (Voy. sch. 50).

M. à n. — Faites une longue incision cutanée allant de l'excavation calcanéo-astragalienne au deuxième orteil. Sous l'aponévrose vous verrez, entre les tendons extenseurs, le corps charnu du muscle. Sectionnez-le transversalement, et rabattez en arrière son chef postérieur pour bien mettre à nu ses insertions.

Artère pédieuse. — Chef interne du pédieux. — Continuation de la tibiale antérieure, l'artère pédieuse commence au milieu de l'espace intermalléolaire, dans l'interstice qui sépare le tendon de l'extenseur propre du gros orteil de celui de l'extenseur commun. De là, elle se dirige en avant et en dedans et aboutit à l'extrémité postérieure du premier espace interosseux, dans lequel elle plonge pour aller s'anastomoser avec l'arcade plantaire. Le tendon de l'extenseur propre est placé en dedans de l'artère (Voyez sch. 49 et 50).

Le *chef interne du pédieux*, son muscle satellite, est d'abord externe, puis supérieur, puis interne par rapport à l'artère.

Le *nerf pédieux*, branche de bifurcation interne du tibial antérieur, longe le côté interne de l'artère : il fournit les nerfs collatéraux dorsaux profonds, externe du premier orteil et interne du second.

M. à n. — Le chef interne du pédieux et le paquet vasculo-nerveux peuvent être mis à nu par une incision allant du milieu de l'espace intermalléolaire au fond du premier espace interosseux. Au-dessous de la peau, coupez l'aponévrose et la branche inférieure du ligament en V. Reconnaissez alors, de dedans en dehors, le tendon de l'extenseur propre et celui de l'extenseur commun : entre les deux, vous verrez le corps charnu du chef interne du pédieux. Dégagez le bord interne de ce corps charnu ; rejetez-le un peu en dehors : immédiatement au-dessous de lui sont l'artère pédieuse et le nerf de même nom. La recherche est délicate ; éclairez bien votre plaie en écartant les bords.

Si vous ne trouvez point l'artère à ce niveau, prolongez votre incision en avant et cherchez dans le fond du premier espace interosseux, où elle vient *toujours* aboutir, même quand elle fait suite à la péronière antérieure.

Ligament en Y. — Clef de Chopart. — Il est formé de deux trousseaux fibreux : l'interne, très fort, va de la *face supérieure de la grande apophyse du calcanéum* à la partie externe du contour de la face articulaire postérieure du *scaphoïde ;* l'externe, très distinct du précédent, s'insère sur le *bord antérieur de la grande apophyse du calcanéum* et sur la face supérieure du *cuboïde* ; ce ligament est donc calcanéo-scaphoïdo-cuboïdien.

Des deux faisceaux, l'interne (calcanéo-scaphoïdien) est le plus fort : parfois il s'étend à toute l'épaisseur du squelette tarsien, sous la forme d'une cloison placée de champ du calcanéum au scaphoïde. Cette disposition, qu'on a dite constante, ne peut l'être, car le scaphoïde s'articule parfois avec le calcanéum, et il n'y a point place pour une cloison fibreuse entre les deux os.

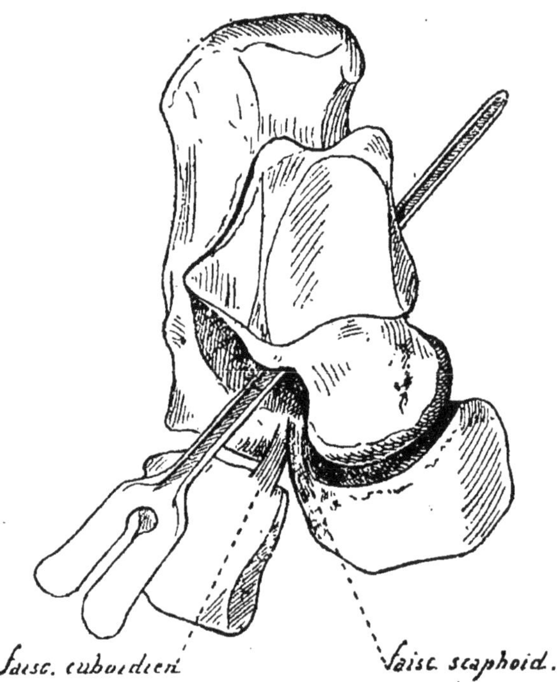

Sch. 54. — *Ligament en Y. — Calcanéo-scaphoïde-cuboïdien. — Clef de Chopart* (une sonde cannelée est engagée dans le canal astragalo-calcanéen, *sinus tarsi*).

M. à n. — Placez le pied en adduction forcée et en rotation interne : vous pouvez alors sentir la tête du calcanéum et la grosse tubérosité. Faites l'incision recommandée pour la mise à nu du pédieux : coupez et relevez le corps charnu de ce muscle, remarquez comme il s'épaissit à son insertion sur la grande apophyse du calcanéum. Enlevez avec la pince et le bistouri le tissu cellulo-graisseux de l'excavation astragalo-calcanéenne ; sectionnez le faible ligament calcanéo-cuboïdien supérieur, et vous verrez se détacher de la grande apophyse du calcanéum : 1° la grosse branche scaphoïdienne du ligament de Chopart ; 2° sa branche cuboïdienne.

Faites l'expérience suivante : coupez tous les ligaments et les parties molles qui vont de la première rangée tarsienne à la deuxième, à l'exception du ligament en Y, l'interligne de Chopart ne s'ouvrira pas, même si vous essayez d'abaisser l'avant-pied ; coupez d'un coup le ligament en Y, l'interligne s'ouvrira instantanément.

Canal calcanéo-astragalien; — sinus tarsi ; — ligament interosseux. — L'astragale et le calcanéum se rencontrent par quatre surfaces articulaires, disposées inversement, et séparées par deux demi-gouttières, dont la réunion forme un canal osseux. Ce canal, qui va d'un bord à l'autre du pied, commence en dehors au fond de l'excavation astragalo-calcanéenne ; il est *horizontal* et dirigé obliquement d'avant en arrière et de dehors en dedans.

Il est occupé par une double haie fibreuse, très épaisse, dont on peut voir les piliers au fond de l'excavation : c'est le ligament *interosseux astragalo-calcanéen.*

On peut, par le canal astragalo-calcanéen, *passer une sonde cannelée :* découvrez d'abord d'un coup de bistouri le fond de l'excavation ; dirigez votre sonde cannelée en dedans et en arrière, *mais toujours horizontalement ;* elle s'engagera dans le canal osseux, le suivra sous l'influence d'une légère poussée et vous la verrez bientôt faire saillie sous la peau du bord interne du pied.

Bords. — Exploration. — Cette exploration est délicate.

Bord interne. — Deux saillies osseuses sont à déterminer sur ce bord ; une palpation attentive peut seule mener à bien cette exploration. Partez du sommet de la malléole interne : à deux travers de doigt au dessous et en avant vous trouvez

une saillie osseuse, arrondie : c'est le *tubercule du scaphoïde*.
A un gros travers de doigt en avant du tubercule, votre

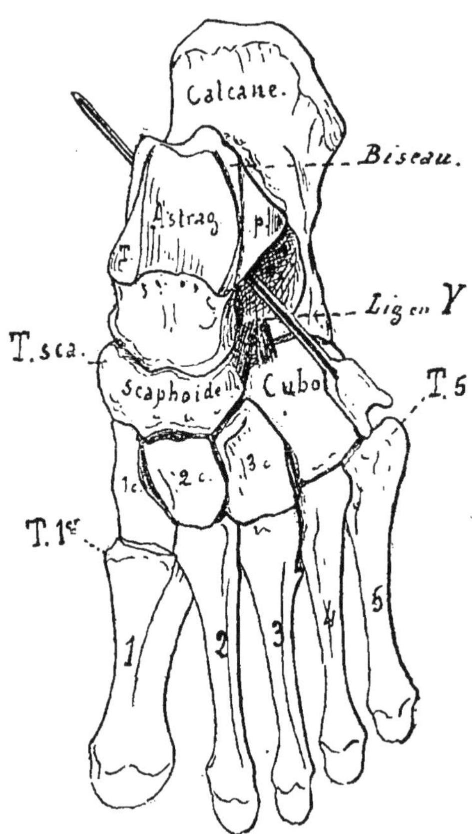

Sch. 55. — *Squelette du pied :* tarse et métatarse; face dorsale (une sonde est passée dans le canal astragalo-calcanéen).

ongle grattant avec soin non le bord interne du pied, mais sa face inférieure, rencontre et accroche une autre saillie beaucoup plus petite, c'est le *tubercule du premier métatarsien*. Marquez-le d'un trait d'ongle ; *il répond au milieu du bord interne du pied*, étant situé à égale distance de la pointe du gros orteil et du sommet du talon. N'oubliez pas ce point de repère : le tubercule est petit, par suite difficile à sentir sous le doigt; ne négligez pas de contrôler par la mensuration les résultats de la palpation. Répétez souvent cette exploration du bord interne du pied et habituez-vous à bien déterminer le tubercule du premier métatarsien : c'est lui qui marque l'extrémité interne de l'interligne de Lisfranc.

Bord externe. — Un seul tubercule, gros, très saillant sous le doigt qui l'explore : c'est le *tubercule du cinquième métatarsien;* comme celui du premier, il est situé au milieu du bord externe du pied, c'est-à-dire à égale distance du bout du petit orteil et du sommet du talon. Là encore vous contrôlerez votre palpation par une mensuration, et vous pénétrerez directement dans l'interligne de Lisfranc, dont ce tubercule marque l'extrémité externe (Voy. sch. 55).

Plante. — Elle reproduit en partie la disposition de la paume. Elle présente, comme elle, une gouttière médiane, la gouttière plantaire, limitée par deux saillies latérales : l'interne, contenant les muscles du gros orteil, répond à l'éminence thénar ; l'externe, contenant les muscles du petit orteil, représente l'éminence hypothénar.

La peau de la plante est doublée d'un pannicule adipeux, très épais en avant, en arrière et sur tout le bord externe, là où le pied se pose sur le sol, — mince dans la partie interne et moyenne qui répond à la *voûte* plantaire.

La face profonde de la peau est reliée par des tractus fibreux à une forte lame aponévrotique, dont l'épaisseur maxima répond à la gouttière médiane : c'est l'aponévrose plantaire. De cette aponévrose partent deux cloisons cellulo-fibreuses, qui divisent la plante en trois loges distinctes.

I. Gouttière plantaire. — Continuation de la gouttière calcanéenne, elle contient des muscles et des vaisseaux, étagés en quatre plans.

Premier plan. — Le corps charnu du **court fléchisseur commun des orteils** s'insère sur le tubercule interne et à la face profonde du tiers postérieur de l'aponévrose plantaire (Voy. sch. 57); arrivé sous le métatarse, il se divise en quatre chefs dont les tendons terminaux, avant de s'insérer à la base des deuxièmes

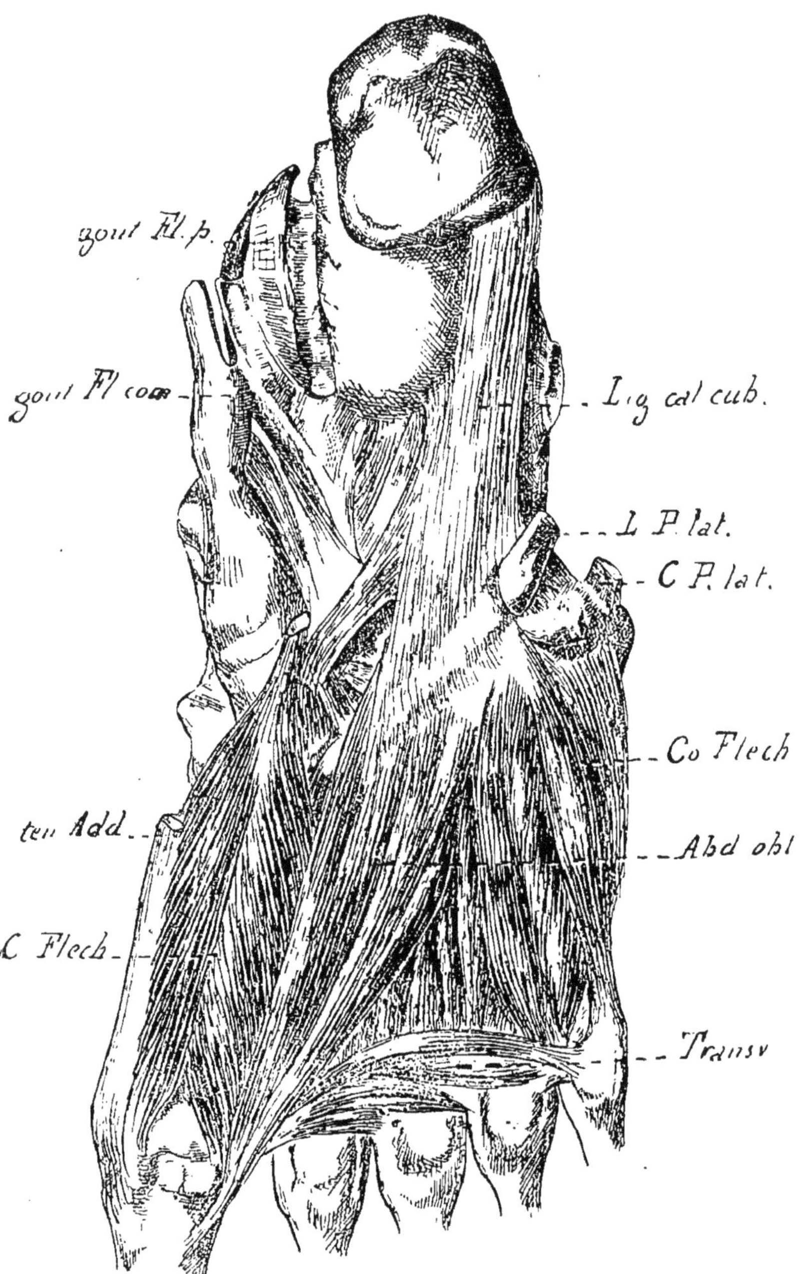

Sch. 56. — *Muscles de la plante du pied.*

phalanges des quatre derniers orteils, sont *perforés* par les tendons correspondants du long fléchisseur commun.

Deuxième plan. — Sous la face profonde du court fléchisseur, on voit, séparés de lui par une lame celluleuse, le **nerf et l'artère plantaires externes.** — Les tendons du **long fléchisseur commun** et celui du **long fléchisseur propre ;** ce dernier est placé au-dessus du tendon du long fléchisseur commun qu'il croise obliquement : il va se fixer à la base de la deuxième phalange du gros orteil. Quant au tendon du fléchisseur commun, il reçoit, sur son côté externe, son muscle accessoire, **chair carrée de Sylvius,** dont l'insertion principale, charnue, se fait dans la gouttière calcanéenne, c'est-à-dire à la face interne du calcanéum.

Plus en avant, et sur le même plan, apparaissent les quatre lombricaux, étendus de l'angle de division des tendons du long fléchisseur commun au côté interne des tendons extenseurs des quatre derniers orteils.

M. à n. — Circonscrivez par une incision en fer à cheval le talon et les bords du pied ; incisez franchement la peau et la couche cellulo-adipeuse, toujours très épaisse. Ceci fait, dénudez l'aponévrose plantaire par une dissection attentive ; détachez ses insertions postérieures, et rabattez-la en avant. Vous constatez, chemin faisant, que le court fléchisseur s'insère sur cette aponévrose par un grand nombre de fibres.

Sectionnez transversalement le court fléchisseur dans sa moitié antérieure. Sous ce muscle vous trouverez les vaisseaux et nerfs plantaires externes obliquement dirigés. Plus profondément vous trouverez : en arrière la *chair carrée*, plus en avant les tendons des fléchisseurs et les lombricaux.

Troisième plan. — Sur ce plan on trouve : en arrière, les os et leurs ligaments ; en avant, sur le métatarse, l'**adducteur oblique** et l'**adducteur transverse du gros orteil.** — Nous considérons l'axe du pied comme passant par le 2ᵉ orteil ; de là le qualificatif d'adducteur, donné à ces muscles (Voy. sch. 57).

L'adducteur oblique, qui s'attache au cuboïde, à la gaine du long péronier, et à la base des deuxième, troisième et quatrième méta-

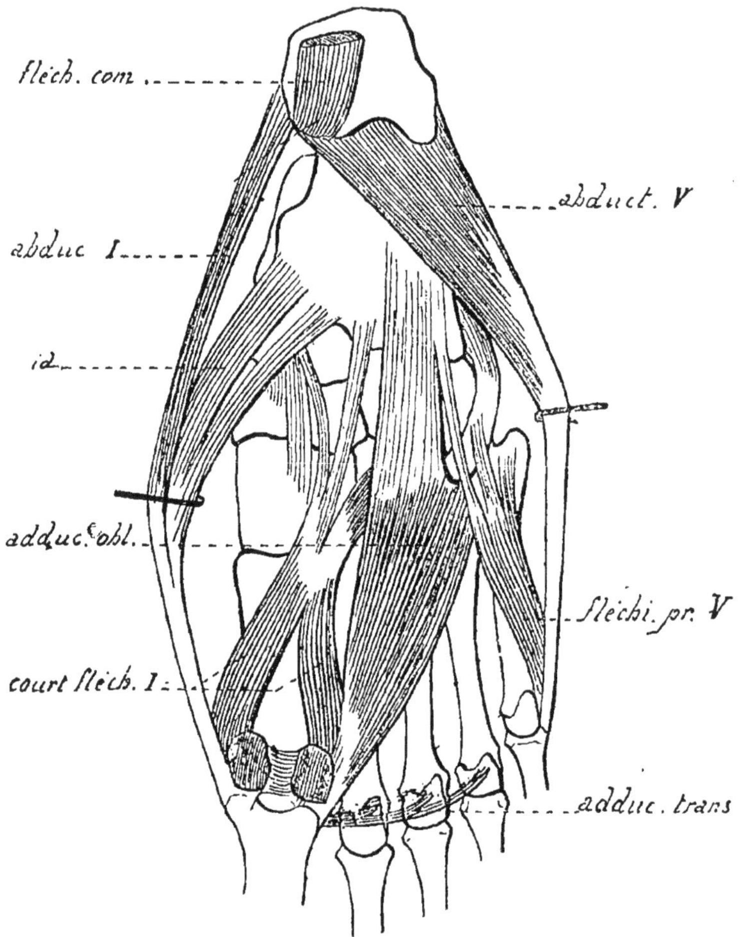

Sch. 57. — *Muscles latéraux et profonds de la plante.*

tarsiens, dirige ses fibres en avant et en dedans vers un tendon qui s'insère au sésamoïde externe de l'articulation métatarso-phalangienne du gros orteil.

L'*adducteur transverse*, qui répond à la tête des métatarsiens, s'attache par des digitations, souvent très petites, *aux coques fibreuses des quatre dernières articulations métatarso-phalangiennes ;*

ces digitations se portent transversalement et se réunissent pour former un petit corps charnu, qui va s'insérer sur le tendon sésamoïdien de l'adducteur oblique.

M. à n. — Vers le tiers postérieur de la plante, faites à plein tranchant, jusqu'à l'os, une longue incision transversale. Rabattez en avant tous les organes que vous avez sectionnés, c'est-à-dire tout le contenu de la gouttière plantaire. Pincez et disséquez la face profonde des tendons fléchisseurs et des lombricaux : au niveau des bases des métatarsiens, vous mettrez à nu le corps charnu de l'adducteur oblique. Poursuivez votre dissection en avant : devenez très prudent au niveau des articulations métatarso-phalangiennes, et prenez garde de couper les languettes, quelquefois très minces, de l'adducteur transverse.

Quatrième plan. — Les **interosseux** occupent les espaces intermétatarsiens : les interosseux plantaires, au nombre de trois, ne sont pas dans les espaces interosseux, mais sur la face inférieure des métatarsiens.

M. à n. — La mise à nu des interosseux est une véritable dissection. Procédez comme pour les adducteurs oblique et transverse du gros orteil. Après avoir enlevé ces deux muscles, vous arriverez sur une aponévrose qui recouvre les interosseux ; la pince et le bistouri achèveront la préparation. Les interosseux plantaires, fusiformes, font saillie sur la face axiale des trois derniers métatarsiens.

Grand ligament calcanéo-cuboïdien. — Épais, il est composé de deux couches : une couche superficielle, sorte de tendon commun aux muscles des éminences thénar et hypothénar, va de la face inférieure du calcanéum au cuboïde et jusqu'à la base des métatarsiens, franchissant la gouttière du cuboïde et la transformant en canal ostéo-fibreux ; — une couche profonde, très épaisse, *le véritable ligament calcanéo-cuboïdien*, est formée de trousseaux fibreux resplendissants, nacrés, qui rayonnent du tubercule inférieur et antérieur du calcanéum à la crête du cuboïde (Voy. sch. 58).

M. à n. — Du calcanéum vers le troisième métatarsien, incisez à fond, jusqu'à l'os : faites écarter, et vous mettrez à jour la couche superficielle du ligament, disséquez-la pour reconnaître la couche profonde que vous inciserez transversalement pour bien juger de son épaisseur.

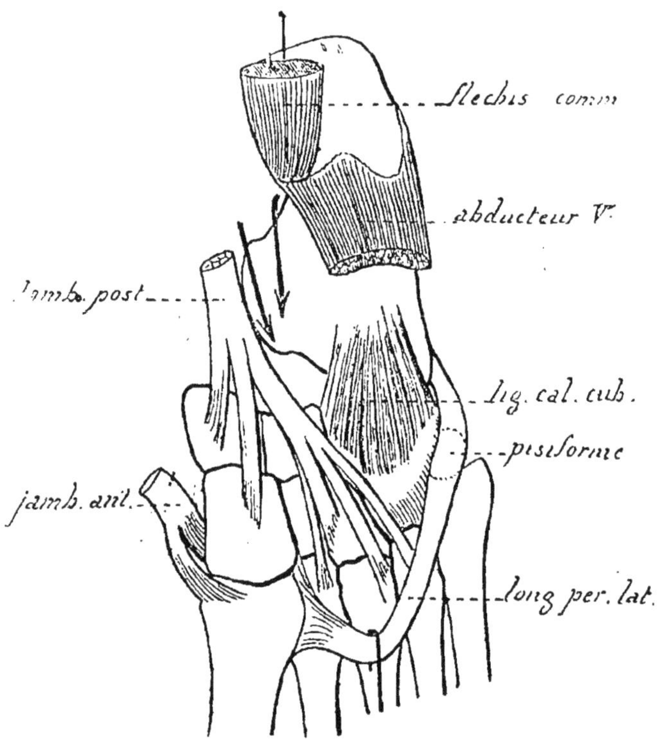

Sch. 58. — *Plante. — Insertions musculaires ;* ligament calcanéo-cuboïdien.

Tendon du long péronier latéral. — De la face externe du calcanéum, il se réfléchit sur le cuboïde et traverse la région plantaire obliquement en avant et en dedans, dans une gouttière ostéo-fibreuse, pour aller s'insérer au tubercule externe de la base du premier métatarsien (Voy. sch. 58).

M. à n. — Reconnaissez les tubercules du cinquième et du premier métatarsien ; de l'un à l'autre, incisez à fond jusqu'à l'os. Écartez largement : tout au fond de la plaie, dans la gouttière du cuboïde, vous découvrez le tendon du long péronier. Dégagez-le, et reconnaissez l'*os sésamoïde* qu'il présente au niveau de sa réflexion sur le versant de la crête du cuboïde.

II. Loge musculaire interne (masse thénar). — La loge interne de la plante est limitée en dehors par la cloison intermusculaire interne, percée d'une large ouverture pour le passage des organes qui vont de la gouttière calcanéenne vers la loge moyenne. Elle contient :

1° L'**abducteur du gros orteil**, le plus superficiel et le plus interne des muscles de la plante du pied : il va de la grosse tubérosité du calcanéum et du ligament annulaire interne au sésamoïde interne de l'articulation métatarso-phalangienne du gros orteil et au tubercule interne de la première phalange de cet orteil (Voy. sch. 56).

2° Le **court fléchisseur**, situé en dehors de l'abducteur : il s'insère en arrière, au troisième cunéiforme, au cuboïde, sur une languette émanée du tendon du jambier postérieur et sur des expansions de l'aponévrose plantaire. Il se bifurque en avant en deux faisceaux, entre lesquels glisse le tendon du long fléchisseur propre du gros orteil : le faisceau interne va au sésamoïde interne avec l'abducteur ; l'externe se fixe au sésamoïde externe aux côtés de l'adducteur oblique.

Vaisseaux et nerf plantaire interne. — L'**artère plantaire interne**, peu volumineuse, chemine entre les deux muscles de la loge interne, le long de la cloison intermusculaire interne. Elle se termine, au niveau de la première articulation métatarso-phalangienne, en donnant la collatérale plantaire interne du gros orteil, et une branche qui va s'anastomoser avec la plantaire externe.

Le **nerf plantaire interne**, qui l'accompagne, chemine sur la face profonde de l'abducteur du gros orteil, puis entre le bord externe du court fléchisseur de cet orteil et le bord interne du court fléchisseur commun, le long de la cloison intermusculaire. Dans ce trajet, il anime les courts fléchisseurs propre et commun, la chair carrée, l'abducteur du gros orteil. Ses branches terminales, au nombre de quatre, cheminent entre l'aponévrose et les tendons fléchisseurs : elles donnent les collatéraux plantaires interne et externe des trois premiers orteils, et interne du quatrième : (remarquez l'analogie avec le médian à la paume). — Le nerf du premier lombrical vient du tronc qui donne les collatéraux externe du premier orteil et interne du deuxième. Le nerf du deuxième lombrical naît du tronc qui fournit les collatéraux externe du deuxième orteil et interne du troisième.

M. à n. — Tout le long du bord interne du pied, incisez la peau et l'aponévrose. Dans le fond de la plaie, vous verrez l'*abducteur du gros orteil*, charnu en arrière, tendineux dans sa moitié antérieure.

En dehors et sous le tendon, dans la moitié antérieure de l'incision, vous mettrez à nu les deux faisceaux du *court fléchisseur* entre lesquels passe le tendon du *long fléchisseur*. Vous trouverez également, en dedans du faisceau interne du court fléchisseur, les *vaisseaux et le nerf plantaire interne*.

III. Loge musculaire externe (masse hypothénar). — Limitée en dedans par la cloison intermusculaire externe, elle contient deux muscles qui se rendent au petit orteil :

1° L'**abducteur** du petit orteil, qui s'insère à la tubérosité externe, *à la face inférieure du calcanéum* et à l'aponévrose plantaire, s'insinue au-dessous du court fléchisseur, longe le bord externe du pied et va s'insérer au tubercule externe de la première phalange du cinquième orteil (Voy. sch. 57).

2° En dedans du tendon de ce muscle, le **court fléchisseur.** Né de l'aponévrose plantaire et du calcanéum, il va se jeter sur la face interne du tendon de l'abducteur et partage ses insertions antérieures.

Artère plantaire externe. — Branche de la tibiale postérieure, elle suit le bord interne de l'abducteur du petit orteil et vient former l'arcade plantaire profonde, en s'anastomosant dans le premier espace interosseux avec la pédieuse.

Le **Nerf plantaire externe** l'accompagne ; il innerve les deux muscles de cette loge, les deux lombricaux externes, les adducteurs oblique et transverse du gros orteil et tous les interosseux :

il fournit les collatéraux plantaires externes du quatrième orteil, interne et externe du troisième ; c'est l'homologue du cubital, **l'arcade nerveuse profonde** de la plante.

M. à n. — Sur le bord externe du pied, faites une longue incision comprenant la peau et l'aponévrose. Dans la partie postérieure de votre plaie, vous verrez le corps charnu de l'*abducteur du petit orteil*, et en dedans le faisceau vasculo-nerveux *plantaire externe*.

Dans la moitié antérieure de l'incision, apparaît le tendon de l'abducteur, dont le bord interne est logé par le court fléchisseur.

FACE

Nerfs sus-orbitaires. — Le nerf frontal, branche de l'ophthalmique, se divise dans l'orbite en deux rameaux : l'un, le *frontal externe*, sort de l'orbite par une échancrure de l'arcade orbitaire supérieure, à l'union du tiers interne et du tiers moyen de celle-ci (une fois sur dix, cette échancrure est convertie en trou par un pont osseux) ; il est accompagné d'une artériole, *artère sus-orbitaire*, branche de l'ophthalmique ; — l'autre, le *frontal interne*, contourne le rebord orbitaire à 5 millimètres en dedans de l'échancrure.

M. à n. — Explorez le rebord supérieur de l'orbite; à l'union du tiers interne et du tiers moyen, votre ongle rencontre et marque l'échancrure sus-orbitaire. Par ce point, menez une incision verticale, remontant sur le front; sous la peau vous rencontrez les fibres pâles de l'orbiculaire des paupières; coupez ce muscle, le sourcilier et le frontal, vous voyez alors, immédiatement accolé au périoste, le nerf frontal externe et son artère satellite. Disséquez avec soin le lambeau interne de l'incision ; à un demi-centimètre en dedans de l'échancrure, vous verrez, accolé aussi au périoste, un filet blanchâtre ordinairement plus grêle, c'est le frontal interne.

Vous pouvez encore mettre à nu le nerf frontal par une incision sous-jacente et parallèle à la moitié interne (tête) du sourcil; ce dernier procédé, qui vous montre les nerfs frontaux à leur émergence de l'orbite, est plus chirurgical. Après avoir incisé la peau, vous coupez l'orbiculaire sous lequel sont les filets nerveux cherchés.

Ce procédé permet de réussir dans les cas où le nerf frontal externe émerge par un trou (1 sur 10 environ) et non par une échancrure.

Ligament palpébral interne. — Décrit sous le nom de tendon de l'orbiculaire, c'est un appareil fibreux, sur lequel ce

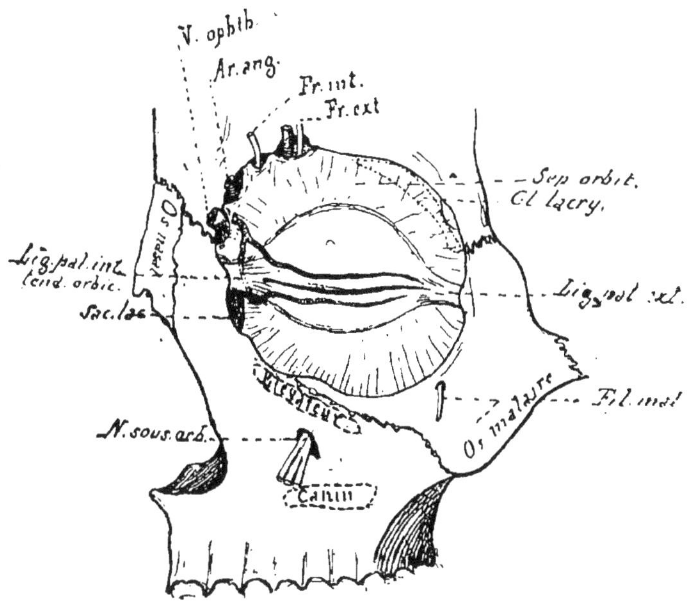

Sch. 59. — *Région orbitaire.*

muscle prend insertion, mais constitue en réalité le *ligament interne* de l'*appareil tarsien* ; il se fixe à la crête lacrymale de l'apophyse montante du maxillaire supérieur.

M. à n. — Pincez et attirez fortement en dehors la commissure externe de l'orifice palpébral : vous tendez ainsi le ligament palpébral interne, dont la saillie devient visible et *accrochable* sur le prolongement de la fente palpébrale. Sur cette saillie et parallèlement à elle, incisez avec prudence la peau, qui est très fine ; vous voyez alors les fibres rosées de l'orbiculaire ; dégagez les insertions qu'elles prennent sur les deux faces du ligament: vous découvrez ainsi le ligament interne de l'appareil tarsien.

Sac lacrymal. — Situé dans l'angle interne et inférieur du rebord orbitaire, en arrière du ligament palpébral interne, le sac lacrymal logé dans la fossette lacrymale est dirigé en bas, en dehors et légèrement en arrière. Sa paroi interne est en rapport avec la gouttière lacrymale, limitée en arrière par la crête de l'unguis, en avant par le bord postérieur très saillant (d'où son nom de crête lacrymale) de l'apophyse orbitaire du maxillaire supérieur. Sa paroi antérieure ou externe répond au ligament palpébral interne (tendon de l'orbiculaire), qui la coupe à la jonction de son tiers supérieur et de son tiers moyen. Terminé en haut par un cul-de-sac arrondi, il reçoit par sa paroi externe le canal d'union des canalicules lacrymaux, et se continue en bas avec le canal nasal qui va s'ouvrir dans le méat inférieur.

M. à n. — Par une traction sur la commissure externe, faites saillir le ligament palpébral interne ; reconnaissez d'autre part, et accrochez avec l'ongle la crête lacrymale.

Immédiatement au-dessous de la saillie du ligament palpébral interne, le long et en dehors de la crête lacrymale, enfoncez votre bistouri, et descendez une incision en bas et en dehors en suivant cette crête ; remplacez le bistouri par une sonde molle et vérifiez votre découverte en faisant pénétrer la sonde dans le canal lacrymo-nasal.

Muscle de Horner. — Son corps charnu, petit, quadrilatère, s'insère sur la face orbitaire de l'unguis, longe la paroi postérieure du sac lacrymal et se divise en deux fascicules qui se terminent sur la face interne des paupières, près des points lacrymaux : longueur, 10 à 12 millimètres ; — hauteur, 6 à 8 millimètres ; — couleur rosée.

M. à n. — Elle ne présente point de difficultés réelles, malgré la petitesse du muscle. Incisez verticalement le bord libre des paupières à 1 centimètre en dehors du ligament latéral interne (tendon de l'orbiculaire). Pincez et rabattez vers le nez le lambeau palpébral ; faites écarter en dehors le globe oculaire; disséquez par sa face profonde le lambeau palpébral, détachant d'abord la conjonctive; avec la pince, refoulez la graisse orbitaire; cherchez enfin sur la paroi interne de l'orbite, derrière le sac lacrymal. — En chemin, vous verrez souvent le corps charnu du droit interne; ne le confondez pas avec le muscle de Horner.

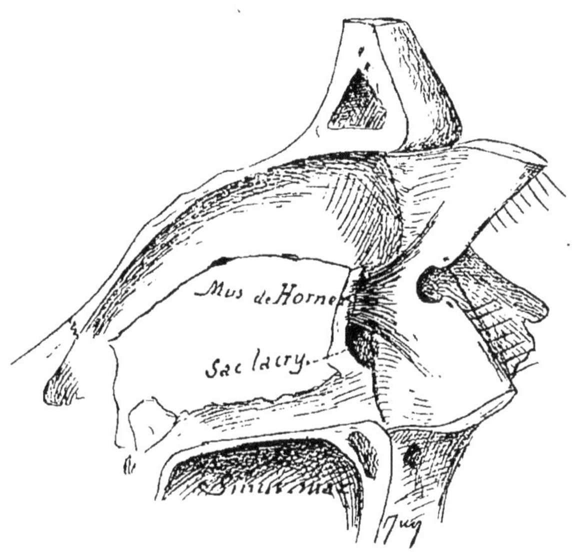

Sch. 60. — *Muscle de Horner.*

Poulie et tendon du grand oblique. — Le tendon du grand oblique vient se réfléchir sur une poulie cartilagineuse placée dans l'angle interne et supérieur de l'orbite. Cette poulie, qui s'insère dans une fossette osseuse, est facile à reconnaître par la palpation.

M. à n. — Enfoncez votre doigt, la pulpe en haut et en dedans, dans l'angle supéro-interne de l'orbite, et vous sentirez très facilement une petite saillie qui répond à la poulie cartilagineuse; marquez-la d'un trait d'ongle. Sur ce trait, incisez la peau, les fibres de l'orbiculaire et le septum orbital : la poulie apparaît; dégagez et chargez sur une aiguille courbe le tendon du grand oblique.

Ligament palpébral externe. — L'extrémité externe de l'appareil tarsien est reliée aux parois orbitaires par un trousseau fibreux, dont l'insertion, au bord externe de l'orbite, est souvent marquée par un tubercule osseux : c'est le ligament palpébral externe (Voy. sch. 59).

M. à n. — Pincez les paupières et attirez fortement en dedans la commissure palpébrale externe : vous tendez ainsi une corde résistante qui va horizontalement de l'angle externe de la commissure au milieu du rebord externe de l'orbite. Sur cette corde, incisez prudemment la peau et les fibres rosées de l'orbiculaire : vous mettez ainsi à nu le trousseau fibreux qui constitue le ligament palpébral externe, notablement plus grêle que l'interne.

Glande lacrymale. — Elle se compose de deux parties : 1° l'une, *orbitaire*, logée dans la *fosse lacrymale*, sous le périoste et l'aponévrose orbitaire ; 2° l'autre, *palpébrale*, comprise dans l'épaisseur de la paupière supérieure (Voy. sch. 59).

M. à n. — Pour mettre au jour la *portion orbitaire*, sur la moitié externe du bord orbitaire supérieur, incisez la peau et l'orbiculaire des paupières. Immédiatement au-dessous du rebord osseux, incisez l'aponévrose (*septum orbitrale*) : vous ouvrez ainsi la loge de la glande lacrymale ; prenez celle-ci avec une pince et attirez-la au dehors. Disséquez la partie profonde de la glande, vous la verrez s'engager dans la paupière supérieure.

Pour découvrir la portion palpébrale, incisez la commissure externe jusqu'au rebord orbitaire ; pincez, relevez et retournez la moitié externe de la paupière supérieure. Sous la conjonctive, vous apercevrez les granulations jaunâtres de la glande.

Insertions des muscles de l'œil au globe oculaire. — Les muscles de l'œil sont au nombre de six, quatre droits et deux obliques : tous, à l'exception du petit oblique, s'attachent, dans le fond de la cavité orbitaire, à la gaine du nerfoptique par un anneau fibreux, *anneau de Zinn*, au pourtour du canal optique, et à la partie interne de la fente sphénoïdale. Le droit externe s'insère par un tendon bifide à la face orbitaire de la grande aile du sphénoïde (tubercule visible) et à une arcade fibreuse. — Réunis à leur origine, les *droits* vont, en divergeant, s'insérer sur le bulbe par des *tendons* minces et aplatis, qui se continuent

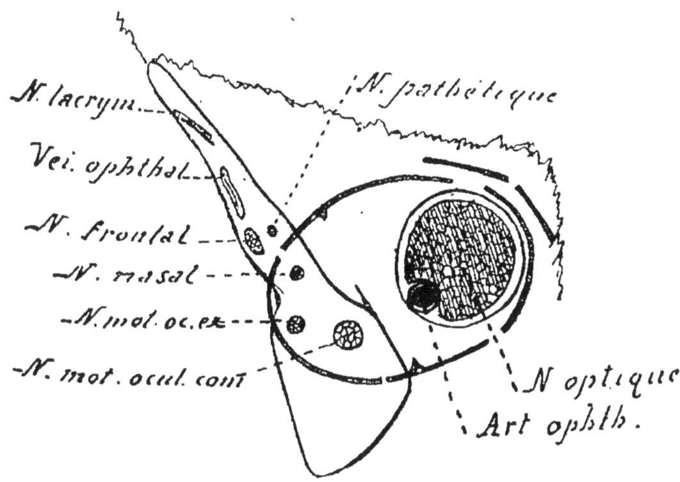

Sch. 61. — *Organes passant par la fente sphénoïdale.*

avec les fibres antéro-postérieures de la sclérotique : d'après leur position, on les appelle supérieur, inférieur, externe et interne. — Le *grand oblique* naît par un tendon de l'extrémité postérieure de l'angle interne et supérieur de l'orbite, longe cet angle, et se réfléchit sur un anneau fibro-cartilagineux, situé à la partie interne du rebord orbitaire ; de là, il se porte en arrière et en dehors, passe sous le muscle droit supérieur et va se fixer à la sclérotique dans le quart supérieur et interne de l'hémisphère postérieur du globe oculaire. — Le *petit oblique* s'insère sur le rebord inférieur de l'orbite, immédiatement en dehors de la gouttière lacrymale : de là, il contourne la partie inférieure et externe du globe oculaire, passe sous le droit inférieur et va se fixer, par des *fibres charnues*, à la partie postérieure et externe de la sclérotique.

M. à n. — Prenez le pôle antérieur du globe oculaire avec une bonne pince hémostatique. Attirez-le fortement en avant et en dedans, raclez la conjonctive sur la partie externe du globe oculaire, le petit corps charnu du *droit externe* vous apparaîtra. — Procédez de même, tirant l'œil en avant et en dehors : vous découvrirez le tendon du *droit interne*.

Attirez le globe oculaire en avant et en bas, dégagez avec la pointe du bistouri la conjonctive bulbaire et vous découvrirez le tendon du *grand oblique ;* au-dessus du grand oblique, dégagez avec la sonde cannelée et vous chargerez sur l'aiguille de Deschamps le tendon du *droit supérieur*.

Attirez le globe de l'œil en avant et en haut, coupez et détachez la conjonctive bulbaire, et vous rencontrerez : 1° le tendon du *droit inférieur ;* — 2° au dessous, le *corps charnu du petit oblique* (le seul des muscles de l'œil qui s'insère sur la sclérotique par des *fibres charnues*).

Insertion orbitaire du petit oblique. — M. à n. — De l'angle inférieur et interne de l'orbite, incisez le long du rebord orbitaire inférieur ; après la peau et l'orbiculaire, coupez l'aponévrose (septum orbital) ; vous apercevrez alors le corps charnu du petit oblique : deux coups de sonde cannelée l'isolent et vous conduisent sur son insertion.

Capsule de Tenon. — C'est la capsule aponévrotique dans laquelle se meut le globe de l'œil.

M. à n. — Saisissez avec une pince hémostatique le pôle antérieur du globe de l'œil ; pincez et percez d'un coup de bistouri la conjonctive bulbaire ; élargissez cet orifice avec la sonde cannelée. Par cette déchirure, introduisez les deux branches d'une paire de ciseaux courbes, faites le tour du globe oculaire, coupant les insertions de tous les muscles. Lorsque vous avez ainsi dégagé le pourtour du globe oculaire, il ne tient plus que par sa continuité avec le nerf optique. Attirez alors un peu plus fortement l'œil en avant et en bas, et allez dans la profondeur sectionner le nerf optique ; immédiatement le globe oculaire sort de l'orbite, et vous voyez la capsule de Tenon, sous la forme d'une demi-sphère creuse, dont le centre plus mince laisse apercevoir la graisse orbitaire qui dessine un cercle jaunâtre autour du nerf optique.

Procès ciliaires ; cristallin. — **M. à n.** — Pincez le globe de l'œil au niveau de son pôle antérieur, et, franchement, d'un coup de ciseaux, détachez son hémisphère antérieur. Retournez cet hémisphère et regardez-le par sa partie postérieure ; vous verrez alors au centre la *lentille cristallinienne* et autour d'elle les franges noirâtres des *procès ciliaires*.

Muscle pyramidal. — Il va de la partie inférieure des os propres du nez à la peau de la tête du sourcil et à la peau du front.

M. à n. — Sur le tiers supérieur des faces latérales du nez, faites une incision obliquement ascendante vers la racine du nez. Immédiatement sous la peau et adhérent à elle, vous mettrez à nu le petit cône charnu, à base inférieure, qui constitue le pyramidal.

Nerf naso-lobaire. — Né du filet externe du nerf nasal interne (ou filet ethmoïdal du rameau nasal de la branche ophthalmique de Willis), le nerf naso-lobaire s'échappe de la paroi externe des fosses nasales par une échancrure creusée sur le bord inférieur de l'os nasal pour se distribuer à la peau du nez.

M. à n. — Explorez avec soin les faces latérales du nez; reconnaissez le bord inférieur de l'os nasal et cherchez à accrocher avec l'ongle la petite échancrure qu'il présente vers sa partie moyenne : c'est à son niveau qu'émerge le nerf naso-lobaire. Marquez-la d'un trait d'ongle ; et, par ce trait, faites sur les faces latérales du nez une incision verticale. Soyez prudent : ne coupez d'abord que la peau qui est très mince. Disséquez et écartez les deux lèvres de la plaie : vous apercevrez les fibres musculaires pâles du transverse ; pincez, soulevez et disséquez avec prudence ce petit muscle ; cherchez soigneusement sur la paroi cartilagineuse en donnant de légers coups de scalpel dans le sens de la longueur du nez : vous trouverez le filet nerveux appliqué sur le cartilage.

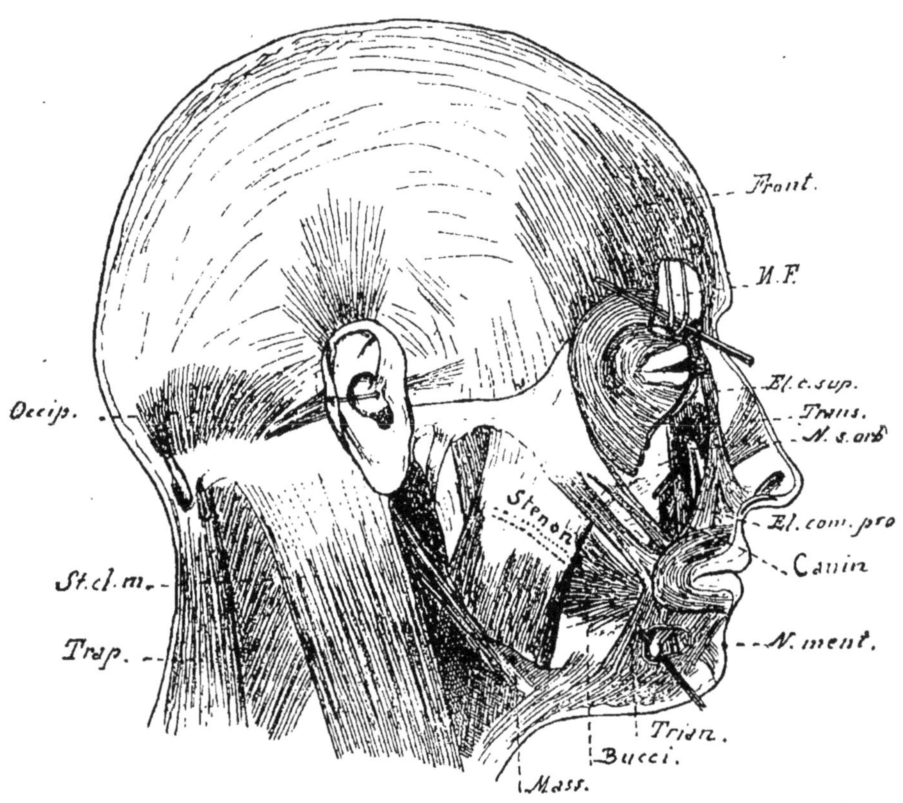

Sch. 62. — *Muscles de la face.*

Muscle élévateur commun superficiel de l'aile du nez et de la lèvre supérieure. — Il s'attache à la face externe de l'apophyse montante du maxillaire supérieur, et, suivant le sillon naso-génien, il se termine en bas en deux faisceaux : l'interne va s'insérer à l'extrémité postérieure de l'aile du nez ; l'externe va se fixer aux téguments de la lèvre supérieure (Voy. sch. 62).

M. à n. — Tout le long du sillon naso-génien, incisez prudemment la peau : disséquez avec soin les deux lèvres de l'incision, et vous mettrez à nu, immédiatement sous la peau à laquelle il adhère d'autant plus qu'on descend vers sa portion inférieure, les fibres roses de l'élévateur commun superficiel ; en haut, vous constaterez que ses fibres sont cachées par celles de l'orbiculaire.

Muscle élévateur commun profond de l'aile du nez et de la lèvre supérieure. — Situé en dehors et un peu au-dessous du précédent, ce muscle s'attache en haut sur le bord orbitaire au-dessus du trou sous-orbitaire, et en bas sur les téguments de l'aile du nez et de la lèvre supérieure (Voy. sch. 59 et 62).

M. à n. — Du tubercule du bord inférieur de l'orbite (Voir *Nerf sous-orbitaire*) vers la lèvre supérieure, incisez la peau avec prudence : sous sa face profonde, dans la partie moyenne de votre incision, vous apercevrez les fibres charnues de l'élévateur commun profond ; elles sont recouvertes en haut par l'orbiculaire, en dedans par l'élévateur commun superficiel. Coupez le muscle transversalement ; rabattez en haut son chef supérieur : vous verrez émerger, sous sa face profonde, le nerf sous-orbitaire.

Grand et petit zygomatiques. — Le *grand* va de l'angle inférieur de l'os malaire à la commissure des lèvres. Le *petit*, inconstant, naît du même os, en avant du précédent, et va s'attacher à la peau de la lèvre supérieure en dehors de l'élévateur commun profond (Voy. sch. 62).

M. à n. — Reconnaissez l'angle inférieur de l'os malaire, *tubercule malaire ;* de ce point à la commissure labiale, incisez la peau et le tissu cellulaire sous-cutané ; sectionnez en haut des fibres transversales qui appartiennent à l'orbiculaire des paupières. Vous mettez ainsi à nu un petit corps charnu, dont les fibres sont parallèles à votre incision cutanée : c'est le *grand zygomatique.*

Cherchez sous la lèvre interne de votre plaie et vous découvrirez, en avant et en dedans du précédent, quelques fibres charnues qui constituent le *petit zygomatique*. N'oubliez pas qu'à la face, plus que partout ailleurs, les anomalies musculaires sont fréquentes, et qu'à côté d'un élévateur commun très développé, par exemple, vous trouvez les zygomatiques représentés seulement par quelques fibres musculaires.

Nerf sous-orbitaire. — Deuxième branche du trijumeau, le nerf *maxillaire supérieur* sort du crâne par le trou grand rond, traverse d'arrière en avant la fosse ptérygo-maxillaire (arrière-fond), et s'engage dans la *gouttière*, puis dans le *canal* sous-orbitaire de l'os maxillaire supérieur, où il prend le nom de *nerf sous-orbitaire*. Il sort de ce canal par le *trou* sous-orbitaire et s'épanouit en un bouquet dont les rameaux se distribuent à la paupière inférieure, à l'aile du nez et à la lèvre supérieure. Il est accompagné par l'*artère sous-orbitaire*, branche de la maxillaire interne.

M. à n. — Explorez le bord inférieur de l'orbite, vous sentirez toujours, vers sa *partie moyenne*, une petite élevure qui répond à l'articulation de l'os malaire avec le maxillaire supérieur; le trou sous-orbitaire est à 5 millimètres au dessous. Incisez donc sur la partie moyenne du rebord orbitaire, et parallèlement à lui ; coupez franchement jusqu'à l'os. Reconnaissez de nouveau votre saillie malo-maxillaire ; faites fortement rétracter en bas la lèvre inférieure de votre incision. Grattant alors l'os avec le bistouri ou la sonde cannelée, vous détachez les insertions de l'élévateur profond de l'aile du nez. Continuez à gratter sur le périoste de haut en bas, c'est-à-dire parallèlement aux filets nerveux que vous cherchez, et vous mettrez en évidence le bouquet nerveux émergeant du trou sous-orbitaire.

Muscle canin. — Situé profondément, sous l'élévateur commun profond, il s'insère à la partie supérieure de la fosse canine, un peu au-dessous du trou sous-orbitaire ; cette insertion laisse souvent sa trace sur l'os sous la forme d'une série de rugosités. De là ses fibres gagnent la commissure labiale (Voy. sch. 62).

M. à n. — Faites l'incision recommandée pour l'élévateur commun profond : reconnaissez ce muscle, et incisez-le parallèlement à la direction de ses fibres. Faites écarter, et dans la profondeur vous verrez le corps charnu, souvent très développé, du muscle canin.

Muscle myrtiforme. — Petit muscle aplati, il s'insère sur le maxillaire supérieur dans la fossette myrtiforme et monte pour se fixer au bord inférieur de la cloison des fosses nasales et à l'aile du nez.

M. à n. — Soulevez et tirez en haut et en avant la lèvre supérieure, incisez le long du bord alvéolaire la muqueuse tendue ; deux coups de sonde cannelée suffisent alors pour dégager le petit corps charnu.

Canal de Stenon. — Canal excréteur de la glande parotide, il chemine sur la face externe du masséter, à un gros travers de doigt au-dessous de l'arcade zygomatique : il contourne le bord antérieur de ce muscle, s'enfonce à travers le buccinateur, et s'ouvre sur la muqueuse au niveau de la deuxième grosse molaire supérieure. Sa direction est donnée par une ligne allant du lobule de l'oreille à la commissure des lèvres Il est accompagné d'un petit filet du facial et d'un plexus veineux très riche. Au-dessus de lui se trouve l'artère transverse de la face.

M. à n. — Une incision, allant du lobule de l'oreille au bord de la lèvre supérieure, suit à peu près la direction du canal ; cependant on court risque, en procédant ainsi, de ne point le trouver, d'être trop haut ou trop bas. Il est préférable d'inciser du méat auditif à la commissure labiale : cette incision croise la direction du canal ; en un point quelconque, elle le rencontrera.

Je crois meilleur encore le procédé suivant, sûr, économe. Reconnaissez le bord antérieur du masséter, toujours très facile à sentir par la palpation. Sur ce bord, incisez la peau et la couche graisseuse sous-cutanée. Prudemment, de la pince et du bistouri, dégagez le bord antérieur du masséter ; faites écarter largement. Il s'agit d'une découverte délicate : plus que jamais, vous *devez voir*. Vous apercevez alors, sur le bord antérieur du muscle, une masse blanchâtre ; regardez de plus près, et, au milieu de cet amas, vous reconnaissez un cordon assez gros d'un blanc rosé, que vous ne devez pas confondre avec les vaisseaux et nerfs qui l'entourent ; c'est le canal de Stenon ; dégagez-le avec la sonde cannelée, et constatez qu'il contourne le bord antérieur du muscle pour traverser ensuite le buccinateur ; souvent le canal est accompagné en ce point de lobules glandulaires (parotide accessoire).

Nerf facial. — Sorti du crâne par le trou stylo-mastoïdien, il se dirige en bas et en avant, dans l'épaisseur de la parotide vers le bord postérieur du muscle masséter ; c'est au milieu de la glande et avant d'atteindre le masséter qu'il se bifurque en branches temporo-faciale et cervico-faciale, lesquelles se divisent aussitôt en nombreux rameaux allant aux muscles de la face.

M. à n. — Sur la partie moyenne du muscle masséter, faites une incision verticale ; après avoir coupé la peau, dégagez prudemment la face externe du muscle : vous verrez toujours, cheminant sur le corps charnu du muscle, un ou deux filets assez gros du facial. Cueillez dans votre pince un de ces rameaux, le plus gros de préférence : dégagez-le avec une prudence extrême, et suivez-le dans l'épaisseur même de la parotide, il vous conduira jusqu'au tronc du facial. Cette mise à nu est très délicate : ne perdez pas le filet qui vous guide ; vous pouvez vous égarer au milieu de la parotide, si vous coupez ou laissez échapper votre fil d'Ariane.

On peut encore mettre à nu le tronc du facial à sa sortie du trou stylo-mastoïdien, par un procédé à la fois brillant et sûr. Attirez en avant le pavillon de l'oreille, confiez-le à un aide, et reconnaissez le bord antérieur de l'apophyse mastoïde. Faites tout le long de ce bord une incision qui dépasse de 2 centimètres le sommet de l'apophyse ; après la peau coupez jusqu'à l'os l'aponévrose épaisse. Dégagez la parotide en la repoussant en avant, jusqu'à ce que votre sonde cannelée, agissant profondément, heurte l'apophyse styloïde ;

alors, si vous savez bien écarter la lèvre antérieure et la parotide, vous apercevrez au fond de la plaie le gros cordon

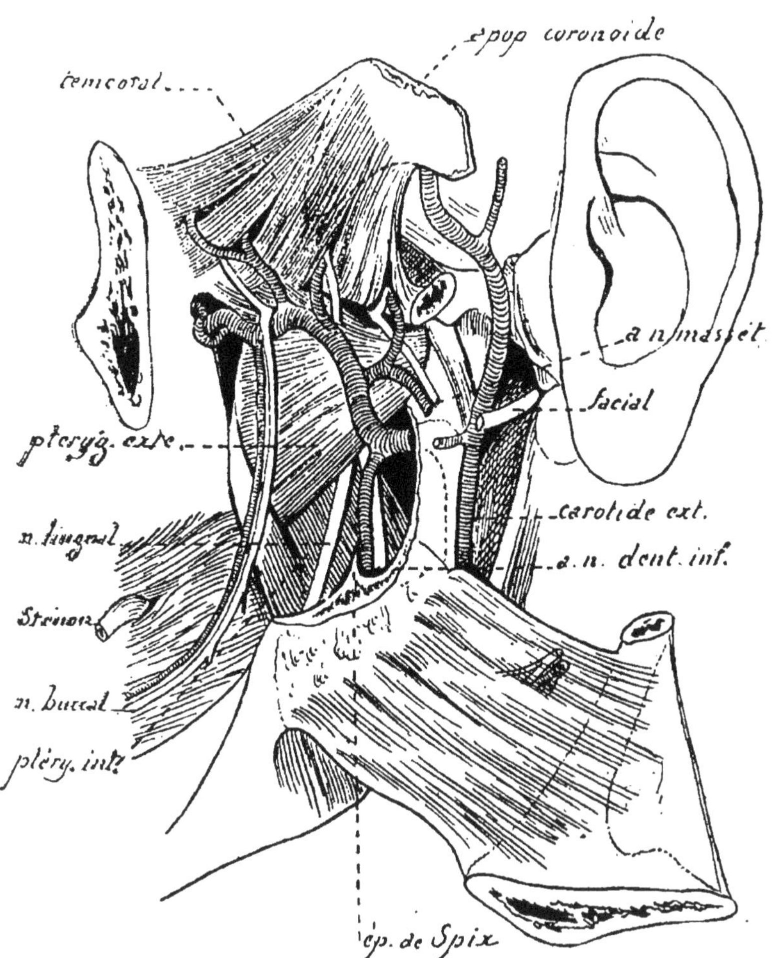

Sch. 63. — *Régions parotidienne et ptérygo-maxillaire* (l'apophyse zygomatique a été sciée et rabattue avec le masséter; — l'apophyse coronoïde sciée a été relevée avec le temporal).

blanc du facial, et il vous sera facile de le charger sur une aiguille courbe.

Artère transverse de la face. — Branche de la temporale superficielle, elle chemine d'arrière en avant sur la face externe du masséter, entre le canal de Stenon et l'arcade zygomatique ; elle se termine en de nombreux rameaux qui vont aux parties molles de la joue.

M. à n. — Du méat auditif à la commissure des lèvres, faites une longue incision cutanée : avec la pince et le bistouri, enlevez prudemment la couche cellulo-graisseuse, souvent très abondante. Découvrez avec soin le muscle masséter ; sous la lèvre supérieure de votre incision, cheminant sur le muscle, vous verrez, si vous avez su éclairer votre champ opératoire en faisant écarter, un cordon rougeâtre, quelquefois assez gros : c'est l'artère transverse. Vérifiez : si vous ne vous êtes point trompé, vous trouverez un peu au-dessous d'elle le cordon blanc jaunâtre, qui est le canal de Stenon et un gros filet du nerf facial.

Nerf buccal. — Branche du maxillaire inférieur, il se détache d'un tronc temporo-buccal, traverse le faisceau supérieur du ptérygoïdien externe, descend parallèlement au bord antérieur de l'apophyse coronoïde, appliquée à la face externe du buccinateur, devient horizontal et se divise en nombreux filets qui se rendent à la muqueuse de la joue.

M. à n. — Sur le bord antérieur du masséter, incisez la peau et la couche graisseuse sous-cutanée, souvent très épaisse. Reconnaissez le bord antérieur du masséter et le canal de Stenon qui le contourne. Dégagez, relevez et faites écarter ce bord. Pincez, disséquez avec soin et rabattez en avant la *masse* graisseuse de Bichat ; au dessous vous trouvez, sur le fond rouge du muscle buccinateur, les filets du nerf buccal. Je répète qu'il faut fortement rejeter en arrière et au besoin inciser le bord antérieur du masséter ; sans cette manœuvre, vous vous égarez : la plupart du temps, le tronc du buccal est caché sous le masséter, et, sur la face externe du buccinateur, il est déjà divisé en ramuscules très fins qu'il est difficile de dégager (Voy. sch. 63).

Artère temporale superficielle. — Branche terminale de la carotide externe, elle naît au niveau du col du condyle maxillaire ; recouverte à son origine par la parotide, elle monte ensuite, au-devant du conduit auditif externe, sur l'aponévrose du muscle temporal. Chemin faisant, elle donne l'artère transverse de la face et des rameaux moins importants ; elle se termine dans le cuir chevelu (Voy. sch. 66).

M. à n. — Placez le doigt au-devant du tragus dans la dépression préauriculaire, et reconnaissez le col du condyle maxillaire en imprimant quelques mouvements à la mâchoire inférieure. Faites dans cette dépression une incision verticale qui déborde, en haut, de deux travers de doigt, l'arcade zygomatique. Dans la moitié supérieure de votre incision, disséquant avec soin un tissu cellulo-graisseux dense, vous rencontrerez l'artère temporale superficielle et la grosse veine qui l'accompagne.

Nerf auriculo-temporal. — Branche du maxillaire inférieur, il est placé en arrière des vaisseaux temporaux superficiels, plus près du tragus, profondément (Voy. sch. 69).

M. à n. — Demande une dissection attentive après l'incision recommandée pour la mise à nu des vaisseaux temporaux que l'on reconnaîtra d'abord.

Vaisseaux et nerf massétérins. — Branche de la maxillaire interne, *l'artère massétérine* naît à peu de distance du condyle du maxillaire inférieur, se porte en bas et en dehors vers l'échancrure sigmoïde et la traverse pour aller se distribuer à la face profonde du masséter. — Le *nerf*, qui l'accompagne, est une branche du maxillaire inférieur (Voy. sch. 63).

M. à n. — Reconnaissez l'arcade zygomatique. Sur le bord inférieur de cette arcade, incisez la peau et le tissu cellulo-graisseux sous-cutané. Détachez, en *raclant l'os*, l'insertion malaire du masséter et rabattez prudemment le muscle en bas. Au fond de la plaie apparaît le tendon du temporal, engainant l'apophyse coronoïde ; immédiatement en arrière de lui se trouve l'échancrure sigmoïde. Reconnaissez cette échancrure ; grattez avec la sonde cannelée son bord postérieur (tout près du condyle) ; vous mettez à nu un cordon blanc, c'est le nerf massétérin, qui pénètre le masséter par sa face profonde. En avant et au-dessous du nerf, se trouvent les vaisseaux.

Muscle triangulaire des lèvres. — Triangulaire, il naît par sa base du bord inférieur et de la face externe du maxillaire inférieur, et rassemble ses faisceaux vers la commissure des lèvres, sommet du triangle. A ce niveau, il s'entre-croise avec le grand zygomatique ; la plupart des fibres se fixent à la face profonde de la peau dans la lèvre supérieure ; quelques-uns, les externes, se continuent avec les fibres externes du zygomatique (Voy. sch. 62).

M. à n. — Faites une incision cutanée de la commissure labiale vers le tiers moyen du bord inférieur de la mâchoire inférieure. Immédiatement sous la peau, vous apercevrez les fibres rosées du muscle ; une dissection prudente est nécessaire pour mettre entièrement en évidence son corps charnu triangulaire.

Nerf mentonnier. — Le *nerf dentaire inférieur*, branche du maxillaire inférieur, parcourt le canal dentaire ; arrivé à son extrémité antérieure, il se bifurque en une branche *incisive*, qui continue la direction du tronc, et une branche cutanée qui s'échappe par le trou mentonnier : le *nerf mentonnier*. A peine sorti du trou, celui-ci s'épanouit en bouquet, comme le nerf sous-orbitaire. L'*artère* qui l'accompagne est la branche de bifurcation externe de la dentaire inférieure, née de la maxillaire interne (Voy. sch. 62).

M. à n. — Le trou mentonnier est situé à égale distance des bords d'un maxillaire inférieur encore pourvu de toutes ses dents, sur une verticale passant par la première petite molaire. Le nerf mentonnier pourrait être mis à nu en incisant franchement, jusqu'à l'os, sur cette verticale ; mais il est plus prudent de le chercher, par une incision horizontale, à égale distance des bords inférieur et supérieur du maxillaire.

Après avoir tracé sur la peau une ligne verticale passant entre la première petite molaire et la canine, faites une incision horizontale à égale distance des deux bords du maxillaire inférieur. Sectionnez la peau et toute la couche sous-jacente. Là où votre ligne verticale et votre incision se rencontrent, là est le trou mentonnier. Grattez le périoste en ce point avec prudence, reconnaissez et isolez le tronc nerveux.

On peut encore mettre le nerf à nu par la cavité buccale : pour cela, attirez en avant et en dehors la lèvre inférieure ; incisez la muqueuse au fond du sillon bucco-gingival, de telle sorte que le milieu de votre incision réponde à la première petite molaire. Agissant au fond de la plaie avec le bec de la sonde cannelée, vous mettrez en évidence l'éventail formé par les filets du nerf mentonnier.

Glande sublinguale. — Elle est logée dans la fossette sublinguale du maxillaire inférieur, sous les bords de la langue, immédiatement accolée à la muqueuse du plancher de la bouche.

M. à n. — Ouvrez fortement la bouche du sujet et faites-la maintenir ouverte par un aide. Pincez et relevez la pointe de la langue : de chaque côté du filet, dans le sillon linguo-gingival, vous apercevrez, à travers la muqueuse du plancher, la saillie de la glande ; une incision le long de cette saillie montrera les lobules glandulaires.

Orifice des canaux de Stenon et de Warthon. — L'orifice du canal de Stenon répond dans le vestibule de la bouche à la deuxième grosse molaire ; pour le voir, fendez la commissure, et, sur la face buccale du lambeau supérieur, cherchez l'orifice, indiqué par une caroncule, au niveau de la deuxième molaire.

Le canal de Warthon vient s'aboucher dans la région sublinguale par un petit orifice, *ostium ombilicale*, placé sur les côtés du frein, au sommet d'une petite élevure. — Pour le voir, relevez la pointe de la langue et cherchez sur les côtés du frein.

COU

Exploration de la face antérieure. — Habituez-vous à l'exploration des saillies cartilagineuses et osseuses qui se rencontrent sur la ligne médiane du cou ; cette recherche, facile sur les sujets maigres, est toujours délicate au premier temps d'une trachéotomie sur un cou gras ou œdémateux.

Vous devez reconnaître, sur la ligne médiane, de haut en bas, les saillies suivantes :

1° Le bord inférieur du *maxillaire inférieur ;* — 2° à deux travers de doigt au-dessous et profondément, le *corps de l'os hyoïde :* pincez cet os et descendez, sans l'abandonner, sur les parties latérales du cou, pour reconnaître et explorer les grandes cornes de cet os ; — 3° à 1 centimètre au-dessous du corps de l'os hyoïde, votre doigt rencontre l'angle bifurqué en forme de V du *cartilage thyroïde*, formant la saillie dite pomme d'Adam ; — 4° descendez du sommet de la pomme d'Adam et suivez sur une longueur de 1 à 2 centimètres le bord antérieur du cartilage thyroïde ; votre doigt fait chute dans une dépression peu profonde, qui répond à la *membrane crico-thyroïdienne ;* — 5° immédiatement au dessous, vous touchez la saillie transversale, toujours très prononcée, du *cartilage cricoïde ;* — 6° au-dessous de ce dernier commence la trachée ; — 7° plus bas, vous arrivez à la fourchette sternale.

Lors d'une opération, vous ferez bien de recommencer la même exploration, mais cette fois de bas en haut ; des points de repère précis sont indispensables.

Région sous-maxillaire. — Génio-hyoïdiens. — Petits corps charnus prismatiques, situés de chaque côté de la ligne médiane, ils s'insèrent par leur sommet aux apophyses géni inférieures, et par leur base à la partie supérieure du corps de l'os hyoïde.

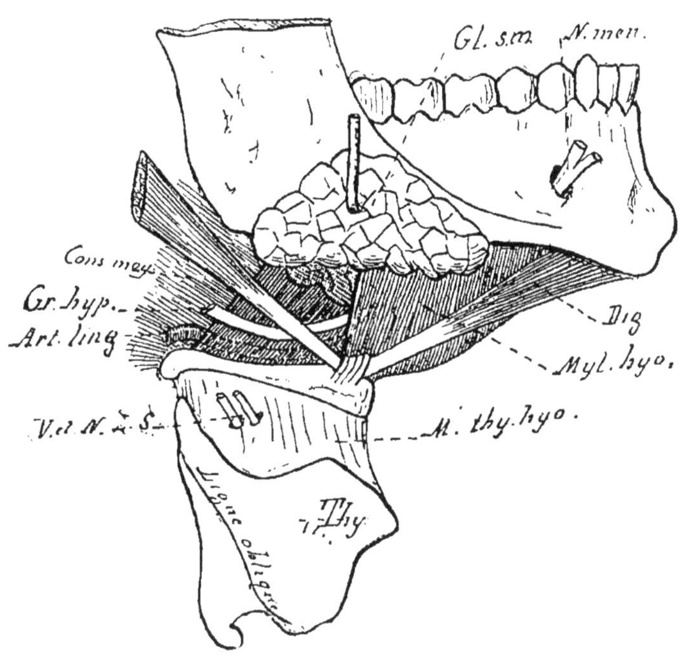

Sch. 64. — *Région sous-maxillaire.* (La glande sous-maxillaire a été érignée en haut pour montrer le triangle de l'artère linguale.)

M. à n. — Sur la ligne médiane, de la symphyse mentonnière à la pomme d'Adam, incisez la peau et le peaucier : immédiatement au dessous, au fond de l'incision, apparaît le raphé musculaire du mylo-hyoïdien, encadré par les digastriques qui montent vers la symphyse mentonnière. Vous trouvez quelquefois à ce niveau un ou deux ganglions lymphatiques : ce sont les ganglions sous-mentaux ; ils reçoivent les lymphatiques de la lèvre inférieure. Sectionnez verticalement la couche peu épaisse du mylo-hyoïdien : au dessous apparaissent les fibres longitudinales des génio-hyoïdiens.

Cherchez et creusez l'interstice des deux muscles, souvent très épais : vous les séparerez sans peine des génio-glosses, qui sont plus profondément situés, et vous les chargerez facilement sur une aiguille courbe. Ouvrez également l'interstice des génio-glosses, il vous conduit dans l'épaisseur de la masse musculaire linguale.

Glande sous-maxillaire. — Située dans la région sus-hyoïdienne, où sa saillie est la plupart du temps visible lorsque la région est tendue par le renversement de la tête en arrière, elle s'insinue et cache sa partie supérieure sous le maxillaire inférieur. Sa partie inférieure, encadrée par les ventres du digastrique, repose sur le mylo-hyoïdien et l'hyo-glosse, recouverte seulement par la peau, le peaucier et l'aponévrose cervicale superficielle.

M. à n. — Dans la région sus-hyoïdienne, à égale distance de l'os hyoïde et du bord inférieur du maxillaire, faites une longue incision transversale ; coupez peau et peaucier ; à travers l'aponévrose apparaît la glande. Sectionnez cette aponévrose, dégagez les bords de la glande ; constatez qu'elle descend très bas, au-delà de la grande corne de l'os hyoïde et qu'elle remonte sous le maxillaire jusqu'à la muqueuse linguale, embrassant le bord postérieur du mylo-hyoïdien sous lequel elle va se continuer en avant avec la glande sublinguale.

Artère faciale. — Branche de la carotide externe, elle passe dans l'interstice des muscles stylo-hyoïdien et stylo-glosse, sur la paroi latérale du pharynx, décrivant ainsi une première courbe à concavité inférieure, de laquelle se détache la *palatine ascendante ;* puis elle se dirige en dehors, contourne le bord inférieur du maxillaire en passant au-dessous de la glande sous-maxillaire ; de cette deuxième courbe à concavité supérieure se détache la *sous-mentale.*

Après avoir décrit ces flexuosités en rapport avec les mouvements de la mâchoire inférieure, la faciale aborde la face sur le bord inférieur du maxillaire inférieur, au niveau du bord antérieur du masséter, à deux travers de doigt en avant de l'angle postérieur du maxillaire ; de là, elle se dirige, toujours flexueuse, vers la commissure des lèvres, où elle donne les *coronaires.*

M. à n. — Suivant le bord inférieur du maxillaire, faites, à partir de l'angle du maxillaire, une incision de 5 à 6 centimètres. Coupez la peau, la couche graisseuse sous-cutanée et le peaucier. Reconnaissez le bord antérieur du masséter : l'artère faciale le côtoie ; la veine est immédiatement en arrière et en dehors.

Nerf dentaire inférieur. — Branche du maxillaire inférieur, il chemine d'abord entre les deux ptérygoïdiens, puis entre le ptérygoïdien interne et la face interne de la branche montante du maxillaire, et pénètre dans le canal dentaire (Voy. sch. 63). Il se termine en deux branches : le nerf incisif et le nerf mentonnier. Dans son canal osseux, il est accompagné des vaisseaux du même nom.

M. à n. — Incision curviligne embrassant dans sa concavité l'angle du maxillaire. Faites soulever fortement cet angle ; coupez l'insertion du ptérygoïdien interne. Introduisez alors votre doigt dans la plaie, la pulpe tournée vers la face profonde de la branche maxillaire pour aller reconnaître l'épine de Spix. Lorsque vous avez bien reconnu l'épine de Spix et l'orifice interne du canal dentaire que limite cette épine osseuse, piquante, chargez le cordon nerveux du dentaire inférieur sur une aiguille courbe. — Mais vous avez coupé de la parotide, des branches du facial et nombre d'organes importants ; de plus, vous avez dû vous en rapporter à la sensation de votre doigt, et vous *n'avez pas vu*. Ce n'est donc pas là une voie chirurgicale : la voie chirurgicale, c'est la fénestration de la branche montante du maxillaire. — On peut encore aller à la recherche du dentaire inférieur par la voie buccale : pour cela, la bouche étant très largement ouverte, reconnaissez le bord antérieur de la branche montante du maxillaire, incisez la muqueuse en dedans et le long de ce bord ; après quoi, dégageant avec la sonde cannelée la face interne de l'os, vous arrivez assez facilement à accrocher le nerf.

Canal de Warthon et nerf lingual. — Canal excréteur de la glande sous-maxillaire, le canal de Warthon chemine entre le mylo-hyoïdien et l'hyo-glosse, puis croise le *nerf lingual* (branche du maxillaire inférieur) qui, d'externe et inférieur, lui devient interne et supérieur (Voy. sch. 65). Il s'ouvre sur les côtés du frein de la langue par un orifice étroit (*ostium ombilicale*).

M. à n. — Après l'incision conseillée pour la mise à nu de la glande sous-maxillaire, relevez cette glande; reconnaissez l'angle formé par les ventres du digastrique et le *prolongement de la glande qui s'engage sous le bord postérieur du mylo-hyoïdien* (Voy. sch. 66). Incisez transversalement les fibres

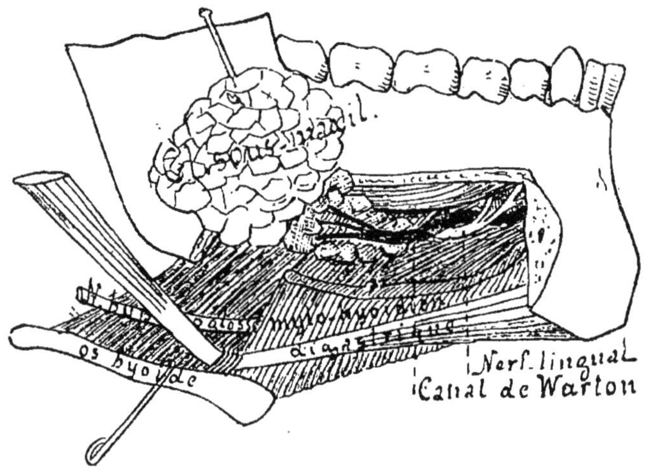

Sch. 65. — *Canal de Warthon.*

du mylo-hyoïdien, le plus haut possible; rabattez-les: le nerf lingual vous apparaît sous l'aspect d'un cordon blanc; immédiatement au-dessous et à côté de lui est le canal de Warthon.

On peut, plus rapidement et plus facilement, trouver cet organe par la cavité buccale. Pour cela, la bouche étant largement ouverte, incisez la muqueuse le long de la crête de la glande sublinguale; vous trouverez le canal sur la face interne de cette glande, en décollant avec la sonde cannelée.

Nerf grand hypoglosse et artère linguale. — Sous la face profonde de la glande sous-maxillaire, dans le grand sinus formé par les deux ventres du digastrique, existe un angle musculaire, à sommet inférieur, répondant à l'os hyoïde, limité en arrière par le bord antérieur du ventre postérieur du digastrique, en

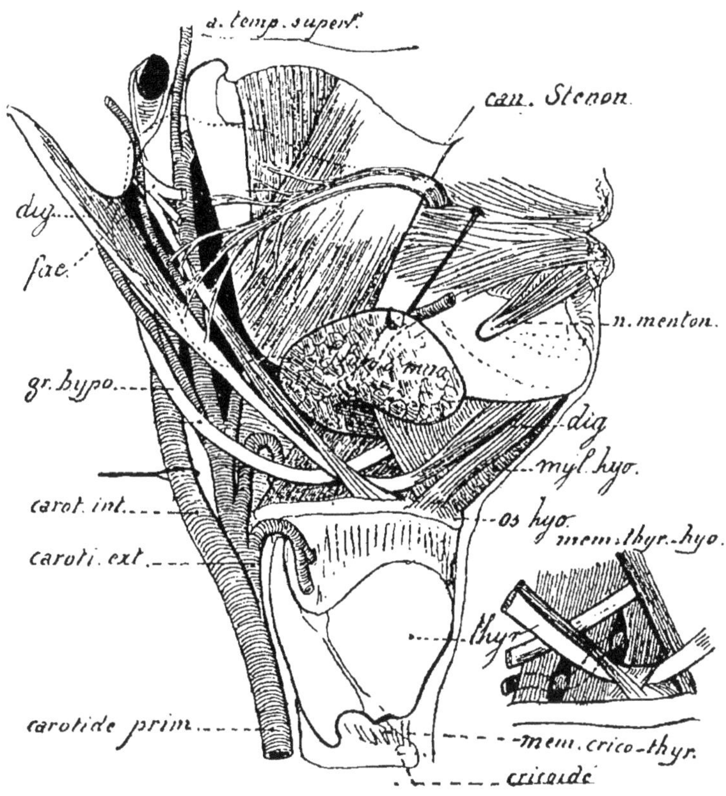

Sch. 66. — *Région sous-maxillaire.* (La glande sous-maxillaire a été érignée pour montrer les organes profonds de la région. — A droite, un petit schéma représente le triangle de la linguale.)

avant par le bord postérieur du mylo-hyoïdien. Le nerf *grand hypoglosse* chemine presque horizontalement, à 1/2 centimètre du sommet de cet angle, sur la face externe du cérato-glosse, caché en arrière par le tendon du digastrique, en avant par le mylo-hyoïdien, libre entre les deux muscles. Il remonte dans la langue entre le mylo-hyoïdien, qui est en dehors, et les muscles hyo et génio-glosse, qui sont en dedans et bien au-dessous du nerf lingual et du canal de Wharton.

Le passage du nerf grand hypoglosse un peu au-dessus du sommet de l'angle musculaire formé par le digastrique et le mylo-hyoïdien détermine un tout petit triangle dont le fond est occupé par le muscle cérato-glosse. C'est au niveau de ce petit triangle, en dedans du cérato-glosse et du nerf grand hypoglosse, que passe l'artère linguale, couchée sur le constricteur moyen du pharynx : le cérato-glosse sépare ainsi l'artère linguale du nerf grand hypoglosse et de la grosse veine linguale, qui l'accompagne.

M. à n. — Mettez à découvert la glande sous-maxillaire par l'incision recommandée (Voir *Glande sous-maxillaire*) Dégagez surtout son contour inférieur et relevez-la. Au-dessous d'elle, vous apercevez très nettement l'angle musculaire, à sinus supérieur, formé en arrière par le ventre postérieur du digastrique, en avant par le bord postérieur du mylo-hyoïdien (Voy. sch. 66) : à un demi-centimètre du sommet de cet angle chemine presque horizontalement, sur le fond rouge du cérato-glosse, un gros cordon blanc, c'est le *nerf grand hypoglosse.*

Reconnaissez le petit triangle que limite en haut le nerf hypoglosse : l'aire de ce triangle est occupée par les fibres rouges du cérato-glosse. C'est sous ce muscle que chemine l'artère linguale. Donc pincez, disséquez et écartez les fibres du cérato-glosse : sous leur face profonde apparaît immédiatement l'*artère linguale*. Rappelez-vous qu'elle tend à se cacher sous le digastrique, érignez ce muscle et abaissez-le pour bien découvrir le vaisseau (Voy. sch. 66), disséquez cette artère jusqu'à son origine en constatant ses rapports avec la paroi pharyngienne et le nerf laryngé supérieur.

Membrane thyro-hyoïdienne. — Membrane jaunâtre assez lâche, elle s'étend du bord supérieur du cartilage thyroïde à l'os hyoïde. Libre en avant, elle est recouverte latéralement par le muscle thyro-hyoïden. La partie médiane de la membrane thyro-hyoïdienne, plus épaisse, porte le nom de *ligament thyro-hyoïdien antérieur ou médian ;* les bords, renforcés, se présentent.

comme un cordon élastique allant du sommet de la grande corne

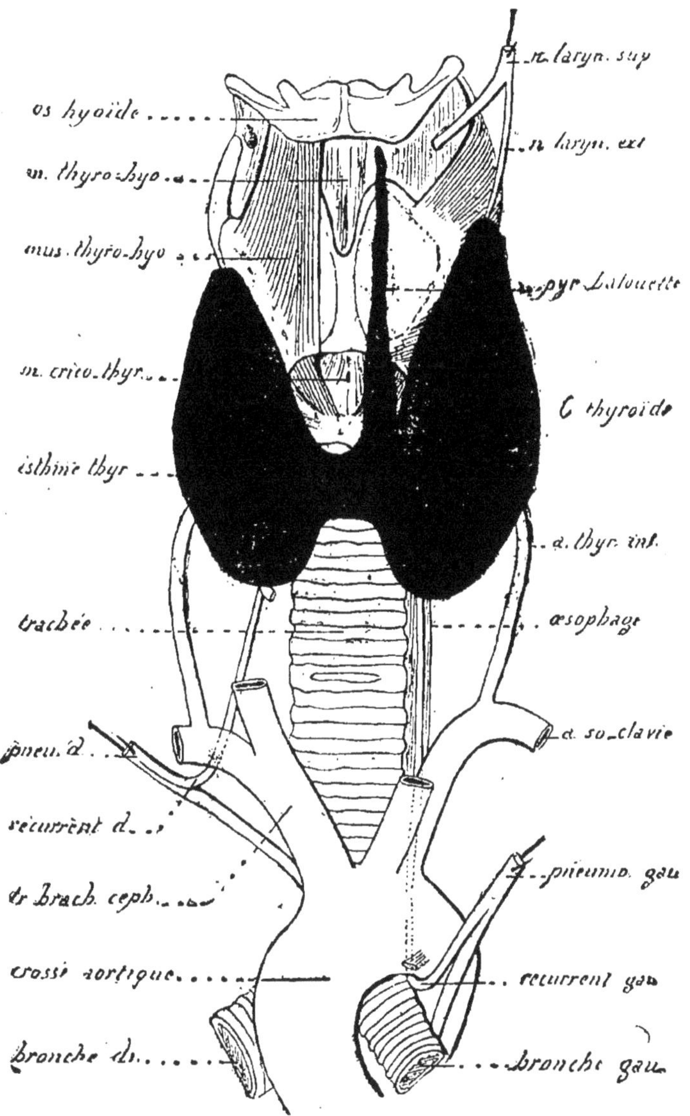

Sch. 67. — *Corps thyroïde, larynx, trachée, crosse aortique.*

du thyroïde au tubercule de la grande corne de l'os hyoïde : ce sont les *ligaments thyro-hyoïdiens postérieurs ou latéraux*. On trouve souvent dans leur épaisseur un nodule cartilagineux. — Une bourse séreuse existe entre la membrane et les muscles sterno et omo-hyoïdien. — La membrane est perforée, sur ses parties latérales, par le passage du nerf et de l'artère laryngés supérieurs (Voy. sch. 67).

M. à n. — Reconnaissez la saillie du corps de l'os hyoïde et celle du cartilage thyroïde. Faites une large incision transversale à égale distance de l'os et du cartilage. Incisez et relevez les corps charnus des muscles sous-hyoïdiens ; disséquez avec soin leur face profonde, en remontant jusqu'à leurs insertions sur l'os hyoïde ; vous mettez alors en évidence une membrane jaunâtre reliant l'os au cartilage : la membrane thyro-hyoïdienne. Sur les côtés, elle est recouverte par la mince couche musculaire du thyro-hyoïdien.

Nerf laryngé supérieur. — Né du plexus gangliforme du pneumogastrique, il se porte en bas et en avant vers le larynx, entre la carotide interne et la paroi du pharynx, croise la grande corne de l'os hyoïde et arrive à la face externe de la membrane thyro-hyoïdienne, sous le muscle thyro-hyoïdien. Il perfore cette membrane et s'épanouit en rameaux qui se rendent à la muqueuse laryngée. Au niveau de la grande corne de l'os hyoïde, il donne naissance à un filet nerveux, qui descend entre le constricteur inférieur du pharynx et le corps thyroïde et va se terminer dans le muscle crico-thyroïdien, fournissant sur son chemin quelques filets au constricteur inférieur : c'est le *nerf laryngé externe*.

M. à n. — Reconnaissez l'os hyoïde et les faces latérales du cartilage thyroïde. Faites la même incision que pour la mise à nu de la membrane, en la poursuivant jusqu'au bord antérieur du sterno-cléïdo-mastoïdien. Relevez en lambeau la lèvre supérieure de l'incision et le peaucier qui la double. Incisez transversalement la couche musculaire sous-jacente des m. sous-hyoïdiens : au-dessous d'elle, vous apercevez, cheminant sur la membrane thyro-hyoïdienne en avant, sur les parois du pharynx en arrière, un filet blanchâtre : c'est le nerf laryngé supérieur et à côté de lui une petite artère, la laryngée supérieure, branche de la thyroïdienne supérieure.

Suivez en avant ce paquet vasculo-nerveux; vous le verrez perforer la membrane thyro-hyoïdienne et pénétrer dans le larynx (Voy. sch. 67).

Membrane crico-thyroïdienne ; — muscle crico-thyroïdien ; — nerf laryngé externe. — La *membrane* qui unit le cartilage thyroïde au cartilage cricoïde est perforée sur sa partie médiane de nombreux trous qui laissent passer des vaisseaux et des lymphatiques venant de la région sous-glottique du larynx pour se rendre à un ganglion que l'on trouve presque constamment au-devant d'elle, le ganglion *prélaryngé* (P. Poirier, *Progrès médical*, 1887).

La membrane apparaît entre le bord interne des deux *muscles crico-thyroïdiens* (Voy. sch. 67). De forme triangulaire, ces muscles s'attachent par leur sommet à la face antérieure du cartilage cricoïde, un peu en dehors de la ligne médiane ; par leur base, à la face postérieure et au bord inférieur du cartilage thyroïde, et au bord antérieur des petites cornes de ce cartilage. Contrairement à tous les muscles du larynx qui sont innervés par le *récurrent ou laryngé inférieur*, le crico-thyroïdien est innervé par le *laryngé externe* (branche du laryngé supérieur) qui l'aborde par son bord supérieur.

M. à n. — Reconnaissez la saillie verticale du cartilage thyroïde et la saillie transversale du cricoïde : entre les deux votre doigt tombe dans la dépression qui répond à la membrane crico-thyroïdienne. Sur la ligne médiane, faites une incision verticale allant du thyroïde au cricoïde ; coupez la peau et l'aponévrose superficielle ; reconnaissez l'interstice des muscles sous-hyoïdiens ; faites-les écarter largement. Au fond de la plaie est la *membrane crico-thyroïdienne*, blanche, quelquefois recouverte par le *ganglion prélaryngé*, encadrée par les bords internes rouges des *muscles crico-thyroïdiens*.

Rappelez-vous que le *nerf laryngé externe* aborde le muscle crico-thyroïdien par son bord supérieur. Mettez donc avec soin à découvert le muscle crico-thyroïdien ; et, disséquant avec une prudence extrême au niveau de son insertion thyroïdienne, cherchez un *filet nerveux*, le plus souvent très grêle, sur le bord supérieur du muscle crico-thyroïdien :

c'est le laryngé externe le long duquel il vous est facile de remonter jusqu'au laryngé supérieur.

Nerf laryngé inférieur ou récurrent. — Branche du pneumogastrique, il naît, à droite, au-devant de l'artère sous-clavière, se réfléchit au dessous, puis en arrière d'elle, et devient ascendant, décrivant ainsi une anse à concavité supérieure qui embrasse l'artère ; il monte obliquement de dehors en dedans, croisant la thyroïdienne inférieure, à moins qu'il ne passe entre ses branches et atteint le bord externe de l'œsophage à 1 centimètre au-dessous du cricoïde ; il monte sur la *face latérale droite* de l'œsophage jusqu'au bord inférieur du constricteur inférieur du pharynx, sous lequel il s'engage.

A gauche, il naît au-devant de la crosse de l'aorte, contourne sa face inférieure et l'embrasse dans une anse à concavité supérieure ; il remonte dans l'angle formé par l'adossement de la trachée et de l'œsophage, jusqu'au constricteur inférieur du pharynx. — Le récurrent est le nerf moteur de tous les muscles du larynx, sauf le crico-thyroïdien (Voy. sch. 67).

M. à n. — Incisez la peau et le peaucier sur le tiers inférieur du bord antérieur du st.-cl.-mast. Dégagez avec la sonde cannelée le bord antérieur de ce muscle et écartez-le fortement en dehors et en arrière ; au besoin coupez son chef sternal. Au-dessous de lui, coupez avec prudence les muscles sous-hyoïdiens : vous arrivez alors sur le lobe latéral du corps thyroïde, dont la face postérieure, creusée en gouttière, cache le paquet vasculo-nerveux du cou. Dégagez ce lobe latéral par sa partie supérieure, et rabattez-le en bas jusqu'à ce que vous ayez mis à nu le cartilage thyroïde et les deux ou trois premiers anneaux de la trachée. Cherchez alors sur la face latérale de la trachée (*si vous opérez à droite*) un filet nerveux, qui monte pour s'engager sur le bord inférieur du constricteur inférieur du pharynx : *c'est le récurrent droit.* — On peut encore, à droite, après avoir découvert la carotide primitive, degager et soulever ce vaisseau, sous lequel on trouve le récurrent.

Si vous opérez à gauche, souvenez-vous que, de ce côté, le nerf est moins postérieur, étant reçu dans l'angle formé par l'œsophage et la trachée. Procédez donc comme tout à l'heure : dégagez le bord supérieur du lobe latéral du corps thyroïde ; rabattez-le en bas et en dehors, en incisant au besoin l'isthme. Ayant ainsi découvert le cartilage thyroïde et la partie supé-

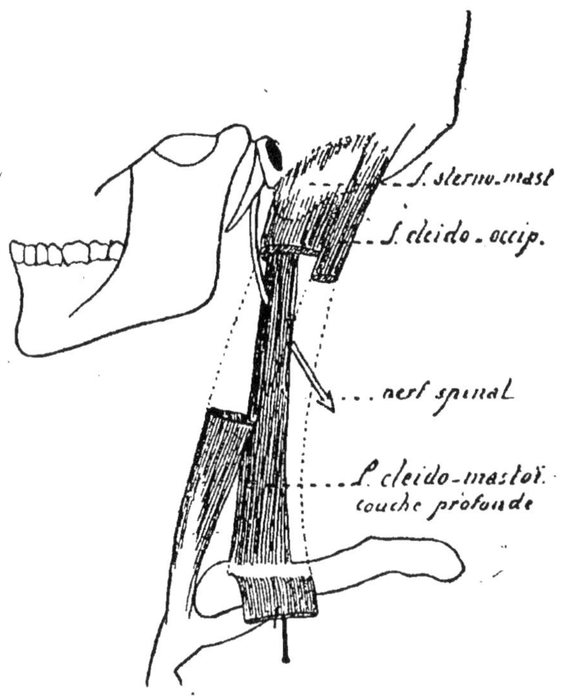

Sch. 68. — *Le muscle sterno-cléïdo-mastoïdien.*

rieure de la trachée, cherchez dans l'angle trachéo-œsophagien le filet blanc qui est le *récurrent gauche.*

Région carotidienne. — Muscle sterno-cléïdo-mastoïdien (Quadriceps de la tête). — Les fibres charnues se disposent sur deux plans. La couche superficielle est formée de deux faisceaux réunis en haut, séparés en bas par un espace triangulaire : le *faisceau interne* est *sterno-mastoïdo-occipital ;* le *faisceau externe* est *cléïdo-occipital.* — La couche profonde est une bandelette verticale, épaisse, *cléïdo-mastoïdienne.* — Les deux couches, toujours nettement séparées en bas, sont confondues en haut. Assez souvent le chef sterno-mastoïdo-occipital est divisé en deux faisceaux : l'un sterno-mastoïdien, l'autre sterno-occipital ; dans ces cas, le muscle mérite pleinement son nom de *quadriceps*. — Le nerf spinal perfore, dans la majorité des cas, le faisceau profond et ne passe jamais entre les deux couches. Le sterno-cléïdo-mastoïdien parcourt la face antéro-latérale du cou, sur laquelle il dessine une saillie très visible sur tous les sujets.

M. à n. — Portez la tête en rotation du côté opposé au muscle que vous voulez découvrir : la saillie sterno-cléïdo-mastoïdienne se dessine alors sur les parties latérales du cou ; incisez franchement tout le long de cette saillie la peau, le peaucier et l'aponévrose superficielle : le corps charnu du st.-cl.-mast. apparaît. Isolez complètement ce corps charnu ; coupez *avec prudence*, près de la clavicule, la couche superficielle ; vous ne tarderez pas à rencontrer un mince feuillet celluleux, séparant les deux couches ; alors, rabattant le chef inférieur de la couche superficielle, vous mettrez en évidence la couche profonde. Constatez, en rabattant le chef sternal, qu'il se ramasse en un tendon arrondi qui glisse sur l'extrémité interne de la clavicule et y creuse souvent une gouttière, dans laquelle son glissement crée parfois une petite bourse séreuse.

Plexus cervical superficiel. — Le *plexus cervical*, formé par l'anastomose des branches antérieures des quatre premières paires cervicales, est profondément situé sous le st.-cl.-mast., entre les insertions de l'angulaire et du scalène. Il émet un grand nombre de branches profondes ou musculaires, et cinq branches superficielles ou cutanées. Ces dernières, qui constituent le *plexus cervical superficiel*, émergent toutes du bord postérieur du st.-cl.-mast. L'une se porte directement en avant sur la face externe du muscle, c'est la *cervicale transverse ;* deux autres, situées au-dessus de celle-ci, se portent obliquement en haut ; ce sont, de bas en haut : 1° l'*auriculaire ;* 2° la *mastoïdienne ;* — les deux dernières émergent au-dessous de la cervicale transverse et se portent à travers le triangle sus-claviculaire : l'une, vers l'acromion, c'est la *branche acromiale ;* l'autre, vers la clavicule, c'est la *sus-claviculaire*.

M. à n. — Reconnaissez le bord postérieur du sterno-cléïdo-mastoïdien. Faites sur ce bord une longue incision cutanée; coupez avec beaucoup de prudence le peaucier et rabattez-le en avant avec la lèvre antérieure de votre incision. Vous voyez alors, cheminant transversalement sur la partie

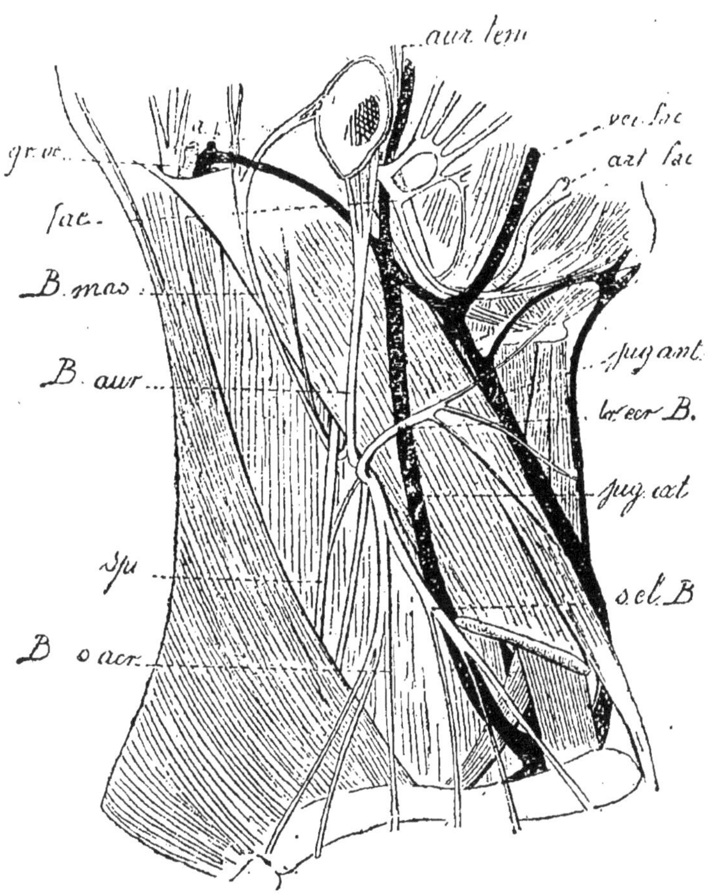

Sch. 69. — *Plexus cervical superficiel.*

moyenne de la face externe du st.-cl.-mast., un filet blanc, venant du bord postérieur du muscle; chargez-le : c'est la branche cervicale transverse. Ceci fait, par une dissection attentive, mettez complètement à nu, sur toute sa longueur, le bord postérieur du st.-cl.-mast., derrière lequel vous verrez émerger, vers le tiers moyen du muscle, *au-dessus* de la branche transverse, les deux branches supérieures, l'*auriculaire* et la *mastoïdienne;* la mise à nu de ces branches supérieures est rendue difficile à cause de la présence dans cette région d'un tissu cellulo-graisseux sous-cutané extrêmement dense ; les deux branches inférieures, l'*acromiale* et la *sus-claviculaire*, se dégagent plus bas et un peu plus profondément; on les trouvera sans peine en descendant le long du bord postérieur du muscle sterno-cléïdo-mastoïdien.

Veine jugulaire externe. — Elle fait suite à la veine temporo-faciale, à peu près au niveau du col condylien, dans l'épaisseur de la parotide; dans sa portion intra-glandulaire, elle reçoit la veine sus-mastoïdienne et une grosse anastomose venue de la faciale ; — ainsi renforcée, elle émerge de la glande par la partie inférieure de celle-ci et devient sus-aponévrotique. Elle descend *verticalement* sous le peaucier, sur la face externe du st.-cl.-mast., croisant le corps charnu oblique en bas et en avant. Un peu au-dessus du milieu de la clavicule, elle traverse l'aponévrose par un orifice à bord net, et, contournant le bord postérieur du st.-cl.-mast., elle se jette dans le confluent rétro-claviculaire que forment les jugulaires, la sous-clavière, des vertébrales, des thyroïdiennes, etc. (Voy. sch. 69).

M. à n. — Inspectez la face latérale du cou; vous verrez souvent une traînée brunâtre indiquant le trajet de la jugulaire. — De la mastoïde vers l'articulation sterno-claviculaire, incisez prudemment la peau et le peaucier sur les deux tiers supérieurs du st.-cl.-mast. Cette incision croise la veine et montre en même temps la branche auriculaire et la branche cervicale transverse du plexus cervical.

Omo-hyoïdien. — Muscle digastrique, il s'insère par son ventre postérieur au bord supérieur de l'omoplate, un peu en dedans de l'échancrure coracoïdienne, et par son ventre antérieur au bord inférieur du corps de l'os hyoïde : le ventre postérieur se dirige en haut et en avant ; l'antérieur descend presque verticalement : de leur rencontre résulte la formation d'un angle obtus, à sinus supérieur, dont le sommet est occupé par le tendon. L'omo-hyoïdien est contenu dans un dédoublement de l'aponévrose moyenne : on lui a fait jouer le rôle de muscle tenseur de cette aponévrose.

M. à n. — Du milieu de la clavicule à l'angle du cartilage thyroïde, faites une incision comprenant la peau et le peaucier. Dégagez et réclinez un peu en avant le bord postérieur du st.-cl.-mast. ; vous apercevrez, à travers le feuillet superficiel de l'aponévrose moyenne, le petit tendon de l'omo-hyoïdien, intermédiaire aux deux parties charnues du muscle. En relevant fortement le st.-cl.-mast., vous pouvez mettre à nu, dans toute son étendue, le ventre antérieur de l'omo-hyoïdien et reconnaître son insertion au bord inférieur du corps de l'os hyoïde, immédiatement en dehors du sterno-hyoïdien.

Nerf spinal. — A sa sortie du crâne, par le trou déchiré postérieur (partie moyenne ou *compartiment nerveux* du trou déchiré postérieur), il se divise en deux branches : l'une, *interne*, très courte, se perd immédiatement dans le ganglion plexiforme du pneumogastrique ; l'autre, *externe*, se dirige en bas, en arrière et en dehors, passe entre l'artère occipitale et la veine jugulaire interne, franchit le bord postérieur de la glande parotide, et arrive à la face profonde du st.-cl.-mast. ; là, le spinal abandonne quelques rameaux à ce muscle, le perfore, traverse le triangle sus-claviculaire, et aborde le bord antérieur du trapèze sous lequel il s'engage et dans lequel il se termine. — Le trapèze et le st.-cl.-mast. sont donc innervés, d'une part, par le plexus cervical et, d'autre part, par le spinal ; cette double innervation est en rapport avec l'intervention de ces deux muscles dans le jeu de la cage thoracique pour l'émission des sons prolongés.

M. à n. — Par une incision parallèle à la moitié supérieure du bord postérieur du st.-cl.-mast., mettez en évidence le bord postérieur de ce muscle. En quelques coups de sonde cannelée, dégagez-le et faites-le légèrement récliner en avant et en dehors; vous verrez alors, l'abordant par sa face profonde, un filet nerveux assez gros : c'est la branche externe du spinal. Suivez-la, vous la verrez traverser le st.-cl.-mast. (couche profonde) et gagner, par la partie supérieure du triangle sus-claviculaire, le bord antérieur du trapèze, sous lequel elle s'engage et auquel elle se distribue.

Anse de l'hypoglosse. — La branche descendante de l'hypoglosse naît au moment où le nerf croise la carotide externe; elle descend sur la face externe de la gaine des vaisseaux du cou, et s'unit en anse à une branche descendante interne du plexus cervical (Voy. sch. 70).

M. à n. — Mettez à nu par l'incision recommandée (voir sterno-cléïdo-mastoïdien) le st.-cl.-mast. : détachez ses insertions sternales et claviculaires et relevez le corps charnu du muscle avec précaution. Vous apercevez alors sous la moitié supérieure du muscle, sur la paroi antérieure de la gaine vasculaire du cou, l'*anse anastomotique*, à concavité supérieure, formée par la branche descendante de l'hypoglosse et une branche descendante du plexus cervical.

Paquet vasculo-nerveux du cou. — La *carotide primitive* naît à droite du tronc brachio-céphalique, à gauche de la crosse de l'aorte : elle se bifurque au niveau du bord supérieur du cartilage thyroïde en carotides interne et externe. Elle suit la direction d'une ligne allant de l'articulation sterno-claviculaire au lobule de l'oreille. Elle est recouverte par le sterno-cléïdo-mastoïdien; dans son tiers inférieur, elle est également recouverte par l'omo-hyoïdien, et le sterno-thyroïdien. — La *veine jugulaire interne* est située en avant et en dehors de l'artère, et les deux vaisseaux ainsi accolés laissent en arrière d'eux un sillon dans lequel chemine le *nerf pneumogastrique*. Artère, veine et nerf sont contenus dans une gaine aponévrotique commune; de plus, chaque vaisseau a sa gaine propre. Sur la face superficielle de la gaine se trouvent de nombreux ganglions lymphatiques et l'*hypoglosse;* ce dernier forme un excellent point de repère pour la mise à nu. Derrière la face profonde de la gaine, contre les muscles long du cou et droit antérieur, descend le *grand sympathique.*

M. à n. — Mettez un billot sous les épaules du sujet pour renverser la tête en arrière, et tournez celle-ci du côté opposé à celui où vous allez opérer. Incisez sur les deux tiers inférieurs du bord antérieur du st.-cl.-mast. ; coupez la peau, le peaucier et l'aponévrose; disséquez et dégagez le bord antérieur du st.-cl.-mast. ; confiez-le à un écarteur. Au dessous vous apercevez le ventre antérieur de l'omo-hyoïdien ; dégagez-le, sectionnez-le vers sa partie moyenne et rabattez-le en bas; la

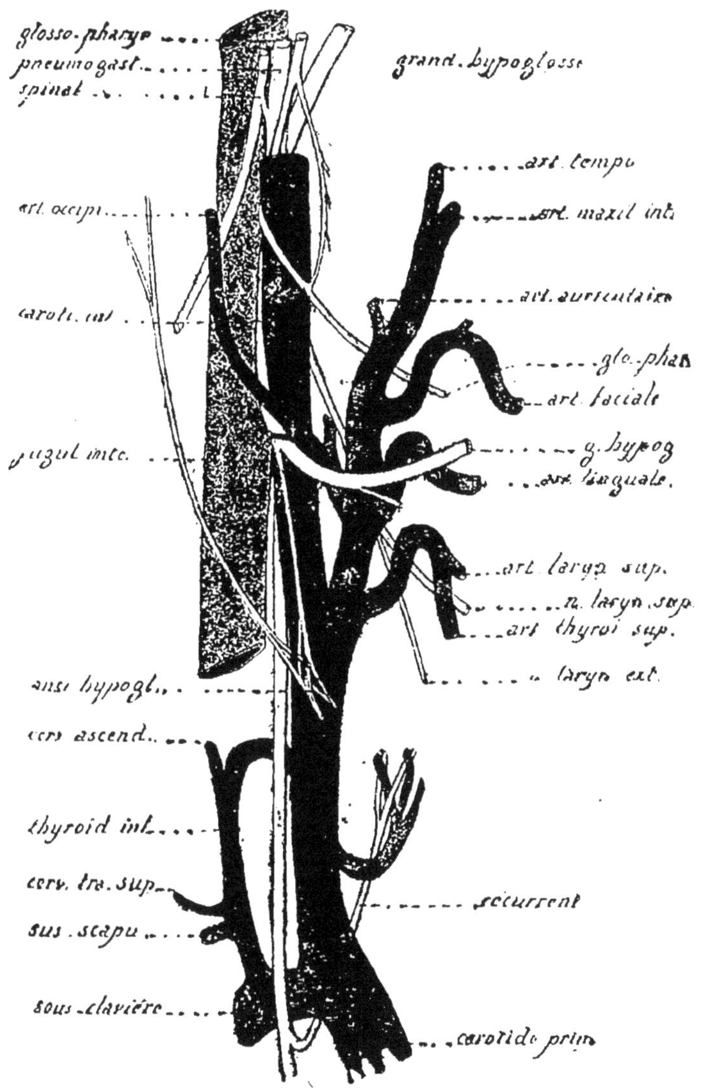

Sch. 70. — *Paquet vasculo-nerveux du cou; — anse de l'hypoglosse.*

gaine vasculaire est sous vos yeux. Ouvrez-la avec prudence

et reconnaissez de dehors en dedans : 1° la *grosse veine jugulaire;* 2° l'*artère carotide primitive ;* et 3° entre les deux, profondément, le *nerf pneumogastrique.* Après avoir mis en évidence ce paquet vasculo-nerveux, portez le doigt au fond de la plaie : reconnaissez les tubercules antérieurs des apophyses transverses, et explorez-les de haut en bas ; l'un d'eux est très saillant, c'est le tubercule de la sixième cervicale (Chassaignac) : il est sur une ligne horizontale passant par le cartilage cricoïde et à 5 centimètres au-dessus de l'extrémité interne de la clavicule. — A 1 centimètre au-dessous du tubercule est la crosse de l'artère thyroïdienne inférieure. — Sur le tubercule même est le **ganglion moyen** du sympathique cervical.

Carotides externe et interne. — Ces deux artères continuent la direction de la carotide primitive, bifurquée un peu au-dessus du bord supérieur du cartilage thyroïde. La carotide externe est antérieure à l'interne qui la déborde en dehors. La carotide externe donne de nombreuses branches (thyroïdienne supérieure, linguale, faciale, occipitale, auriculaire postérieure et pharyngienne inférieure) (Voy. sch. 70). La carotide interne n'émet aucune branche. Ces artères répondent à peu près au bord antérieur du sterno-cléïdo-mastoïdien : elles sont recouvertes par la peau, le peaucier, l'aponévrose superficielle ; le nerf grand hypoglosse et un gros tronc veineux thyro-linguo-facial les croisent ; elles sont couchées sur les apophyses transverses des vertèbres cervicales.

M. à n. — Reconnaissez le bord antérieur du sterno-cléïdo-mastoïdien. Incisez sur ce bord la peau et le peaucier, du cartilage thyroïde au creux parotidien ; disséquez et faites écarter le bord antérieur du st.-cl.-mast. ; les vaisseaux cherchés sont immédiatement au dessous. Donc, pincez et disséquez l'aponévrose profonde du muscle et les lamelles celluleuses qui recouvrent les artères. Vous devez rencontrer des ganglions lymphatiques, énucléez-les ; prenez garde de couper le tronc veineux ou l'hypoglosse. Veillez à ce que des écarteurs mal placés ou agissant inégalement ne vous égarent sous le sterno-cléïdo-mastoïdien. Je répète que les artères sont sous le bord antérieur de ce muscle, que la carotide externe émet des branches, que l'interne n'en émet pas.

A quelques millimètres en dedans du pneumogastrique, derrière l'artère, par conséquent, descend sur le muscle long du cou un cordon nerveux, très grêle : c'est le grand sympathique ; lorsque vous aurez rencontré ce cordon, suivez-le en remontant vers la base du crâne, et vous trouverez le ganglion cervical supérieur. En descendant le cordon, vous arrivez aux ganglions cervicaux inférieurs.

Scalènes ; — triangle interscalénique. — Nerf phrénique ; — vaisseaux et nerfs sous-claviers. — Le *scalène antérieur* naît des tubercules antérieurs des apophyses transverses des troisième, quatrième, cinquième et sixième vertèbres cervicales par autant de faisceaux distincts : tous se dirigent en bas et en dehors et se réunissent en un fort tendon qui se fixe au tubercule de la face supérieure de la première côte.

Le *nerf phrénique*, branche descendante du plexus cervical, descend sur la face antérieure du scalène antérieur et pénètre dans le thorax entre la veine et l'artère sous-clavières, en dehors du pneumogastrique.

La *veine sous-clavière* qui continue l'axillaire, va du milieu de la clavicule à l'articulation sterno-claviculaire ; à ce niveau, elle s'unit à la jugulaire interne pour former le tronc veineux brachio-céphalique ; elle repose sur la gouttière de la première côte, en avant du scalène antérieur : au niveau de l'insertion de ce muscle, elle reçoit la jugulaire externe. La veine sous-clavière est comprise dans un dédoublement de l'aponévrose cervicale moyenne et n'est séparée de la peau que par le peaucier et l'aponévrose superficielle.

L'*artère sous-clavière* naît à droite du tronc brachio-céphalique, à gauche de la crosse de l'aorte : elle traverse le triangle à base inférieure, costale, compris entre les deux scalènes ; le scalène antérieur la sépare de la veine sous-clavière. Avant de s'engager entre les deux scalènes, l'artère est croisée par la veine jugulaire interne : le phrénique et le pneumogastrique passent là entre les deux vaisseaux. A droite, le nerf récurrent, qui se détache du pneumogastrique, enveloppe l'artère dans une arcade à concavité supérieure pour remonter dans le cou (Voy. sch. 70).

Le *plexus brachial* est formé par les anastomoses des branches antérieures des quatre derniers nerfs cervicaux et du premier dorsal. Les cinq troncs qui le composent passent dans le triangle des deux scalènes, au-dessus et en arrière de l'artère sous-clavière.

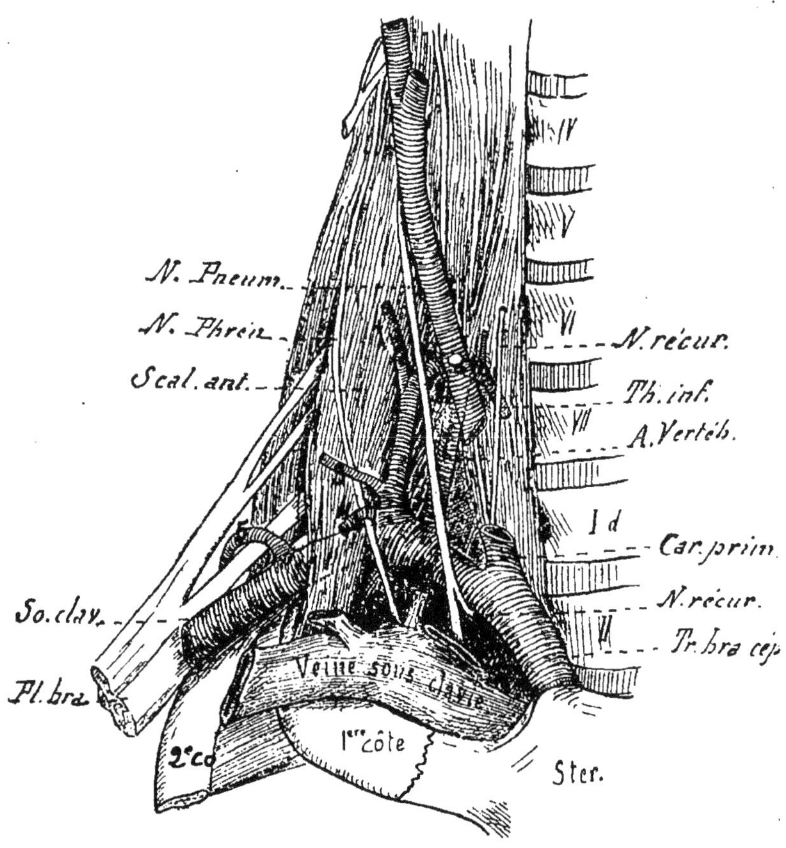

Sch. 71. — *Triangle interscalénique.*

M. à n. — Mettez la tête en rotation forcée du côté opposé à celui sur lequel doivent porter vos recherches. Reconnaissez le bord postérieur du st.-cl.-mast. Sur ce bord et parallèlement à lui, faites une large incision comprenant peau, peaucier et aponévrose : dégagez le bord postérieur du st.-cl.-mast., et écartez-le en avant. Reconnaissez et coupez l'omo-hyoïdien. Immédiatement au dessous, vous voyez la saillie du *scalène antérieur* que vous mettez à nu prudemment pour ne pas léser le *nerf phrénique*, qui passe, filet *blanc*, sur le fond rouge de la face antérieure du muscle (Voy. sch. 71). Faites abaisser fortement la clavicule à l'aide d'un écarteur; suivez en descendant le bord postérieur du scalène antérieur jusqu'à son insertion au tubercule de la première côte. Ayant ainsi dégagé le muscle, vous voyez émerger du triangle circonscrit par les deux scalènes : en haut, les gros cordons blancs du *plexus brachial ;* en bas, l'artère *sous-clavière*. La *veine sous-clavière* passe en avant de l'insertion du scalène antérieur : pour la mettre en évidence, il faut, après avoir dégagé le scalène, abaisser *très fortement* la clavicule et chercher entre l'insertion du muscle et la clavicule, *derrière cet os*.

Corps thyroïde. — Organe glandulaire, situé à la partie inférieure du cou, au-devant de la trachée, sur les côtés du larynx, il se compose de deux *lobes latéraux* reliés par une partie intermédiaire, l'*isthme;* il embrasse en fer à cheval la trachée et le larynx. L'isthme recouvre les premiers anneaux de la trachée; de son bord supérieur se détache un prolongement qui monte vers l'os hyoïde, c'est la *pyramide de Lalouette ;* — les lobes latéraux, appliqués sur les côtés du larynx, sont en rapport par leurs faces postérieures avec la carotide primitive et la jugulaire interne (Voy. sch. 67).

M. à n. — Incisez sur les côtés du larynx à égale distance de la ligne médiane et du sterno-cléïdo-mastoïdien; après section de la peau, du peaucier et de l'aponévrose, reconnaissez les muscles sous-hyoïdiens (sterno-hyoïdien, sterno-thyroïdien); sectionnez transversalement ou soulevez ces muscles au-dessous desquels vous trouverez le lobe latéral correspondant recouvert d'une capsule conjonctive ; constatez les rapports de sa face postérieure avec les gros vaisseaux du cou. — Pour mettre à nu l'*isthme*, faites une incision verticale médiane allant du cartilage thyroïde à la fourchette sternale, écartez les couches musculaires, l'isthme apparaît; cherchez la pyramide.

Artère vertébrale ; — ganglion de Neubauer. — L'artère vertébrale, première branche de la sous-clavière, va s'engager sous l'apophyse transverse de la sixième vertèbre cervicale dans le canal ostéo-musculaire, constitué par les apophyses transverses cervicales et les muscles intertransversaires. Après avoir contourné les masses latérales de l'atlas, elle pénètre dans la cavité crânienne et va s'anastomoser au-devant du bulbe avec son homonyme pour constituer le tronc basilaire. Dans sa première portion, très profondément située, elle s'engage entre le scalène antérieur d'une part, la colonne vertébrale et les muscles prévertébraux d'autre part, pour gagner son canal ostéo-musculaire.

M. à n. — Incisez la peau sur le bord postérieur du st.-cl.-mast. ; détachez et rejetez en dedans l'insertion claviculaire de ce muscle ; libérez et repoussez aussi en dedans le paquet vasculo-nerveux du cou ; reconnaissez le scalène antérieur ; sur le bord interne de ce muscle, entre le scalène et la colonne, au niveau de la première côte, agissant profondément avec la pince et la sonde cannelée, vous trouvez l'artère et les grosses veines qui l'accompagnent. — L'artère passe au-devant des 7e et 8e cervicaux et du 1er dorsal. Êtes-vous habile ? Cherchez devant la première côte le **GANGLION DE NEUBAUER**, grosse masse brunâtre (3e g. cervical + 1er gangl. dorsal).

CAVITÉ THORACIQUE

Artère mammaire interne. — Née de la sous-clavière en dedans du scalène antérieur, elle descend le long de ce bord, puis se dirige en bas et en avant jusqu'au cartilage de la 1re côte, embrassant dans sa courbure le nerf phrénique et le confluent veineux. De là, elle descend dans le thorax, longeant le bord du sternum, à 1 centimètre environ, croisant les cartilages costaux. Vers le bord supérieur du 7e cartilage, elle se divise en deux branches : l'une se dirige en dehors suivant les insertions du diaphragme, l'autre descend dans la gaine du grand droit de l'abdomen, où elle s'anastomose avec l'épigastrique. Contiguë à la plèvre dans la partie supérieure du thorax, elle en est séparée par le m. triangulaire du sternum, dans la partie inférieure.

M. à n. — Dans le deuxième espace intercostal (très large), faites une incision cutanée commençant sur le sternum et se prolongeant à 6 centimètres dans l'espace intercostal. — Après la peau, coupez le grand pectoral, très mince à ce niveau; faites écarter et reconnaissez le muscle intercostal interne sous la très mince aponévrose qui continue l'intercostal externe; entamez au bistouri et continuez avec la sonde cannelée la section du muscle intercostal interne, sous lequel vous trouverez l'artère accompagnée de ses deux veines et parfois d'un ganglion lymphatique. Dénudez-la et chargez-la avec prudence pour ne point perforer le *très mince feuillet pleural* qui forme le fond de votre plaie.

Coupes du cœur. — Pour vérifier le contenu et l'état du cœur dans une autopsie, et pour étudier ses orifices, il est nécessaire de pratiquer un certain nombre de coupes.

Quatre coupes sont nécessaires : deux suivent les bords latéraux du cœur, les deux autres coupent la paroi antérieure le long de la cloison interventriculaire et se prolongent dans l'aorte et l'artère pulmonaire.

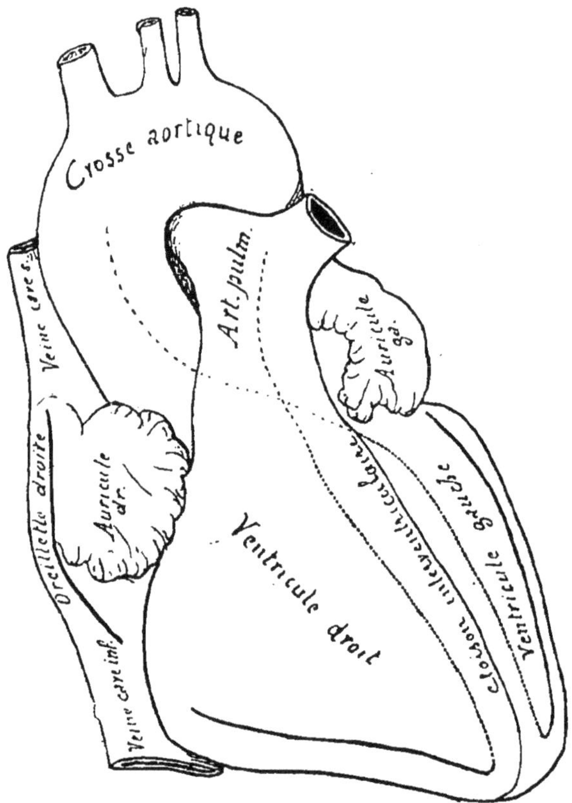

Sch. 72. — *Coupes du cœur.*

Cœur droit et valvule tricuspide. — La coupe commence à la pointe du cœur, suit le bord droit de l'organe, s'interrompt au niveau du sillon auriculo-ventriculaire, et reprend au delà pour se continuer sur toute la hauteur de l'oreillette où elle passe entre les embouchures des veines caves.

Par cette coupe vous pouvez, en écartant les bords, voir l'orifice tricuspide, la valvule et ses piliers, les orifices qui s'ouvrent dans l'oreillette et la cloison.

Cœur gauche. — La coupe commence à la pointe de l'organe, suit le bord gauche jusqu'au sillon auriculo-ventriculaire où elle s'interrompt, pour se continuer au delà, sur toute la hauteur de l'oreillette gauche où elle passe entre les orifices des veines pulmonaires : elle permet l'inspection du contenu et des parois des cavités gauches.

Orifices pulmonaire et aortique. — Les coupes précédentes ayant été faites sur les bords latéraux de l'organe, glissez votre doigt de chaque côté de la cloison interventriculaire et incisez la paroi antérieure de chaque ventricule le long de la cloison jusqu'au niveau de l'orifice artériel aortique ou pulmonaire. Prolongez l'incision dans l'intérieur du vaisseau, en ayant soin de passer entre deux valves afin de mieux ménager l'appareil valvulaire des deux orifices.

Rapports de la paroi antérieure du thorax. — La face profonde de la paroi thoracique antérieure est tapissée dans la plus grande partie de son étendue par les plèvres pariétales. Les culs-de-sac antérieurs ou sternaux de ces plèvres ont des limites assez précises, qu'il est utile de connaître.

Culs-de-sac pleuraux antérieurs. — On vérifiera sur le schéma 73 que le *cul-de-sac pleural droit*, commençant sur le cartilage de la première côte, s'avance sur la face postérieure du sternum jusque vers la ligne médiane, qu'il déborde parfois au niveau du troisième cartilage costal, pour s'en écarter ensuite et finir à l'articulation sternale du septième cartilage costal ; dans son ensemble, il dessine un arc, à concavité droite, du premier au septième cartilage costal.

Le *cul-de-sac pleural gauche* commence sur le premier cartilage costal et finit à l'articulation sternale du sixième ; au

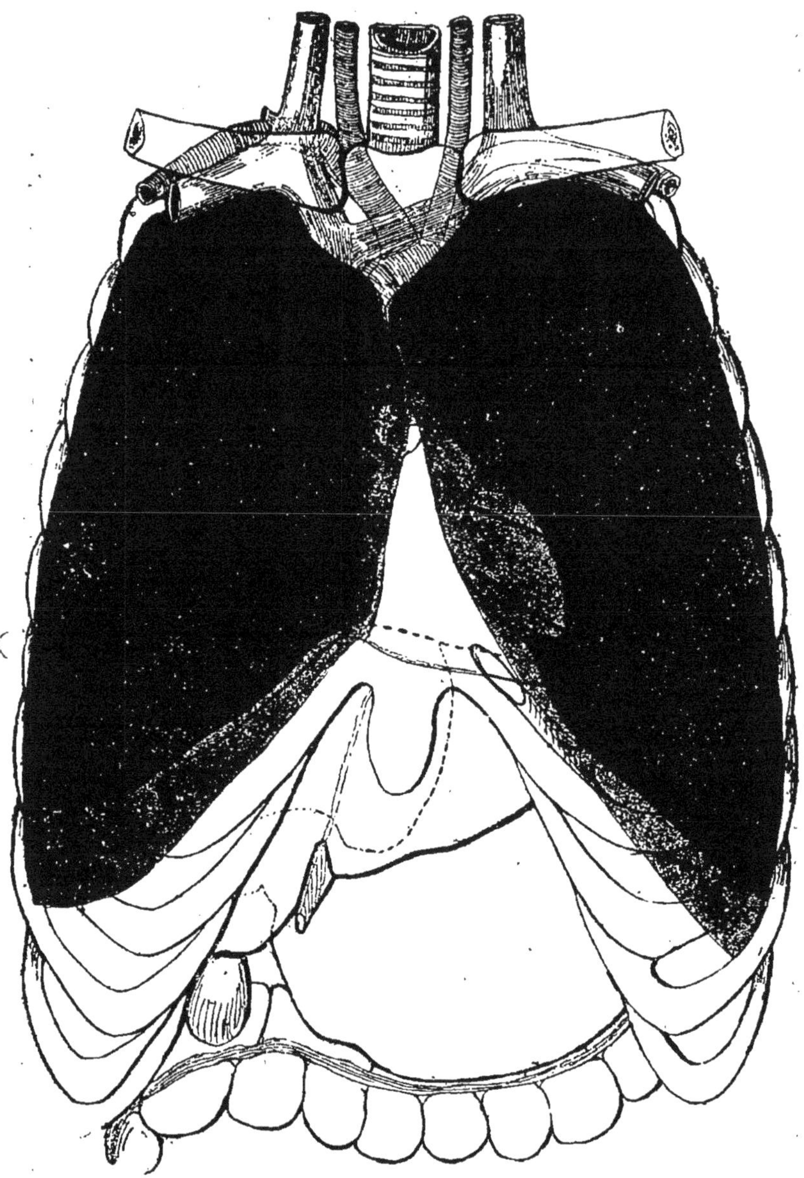

Sch. 73. — *Rapports de la paroi thoracique. — Topographie thoraco-viscérale.*

niveau du deuxième cartilage, il s'avance jusqu'à la ligne médiane du sternum et la déborde à droite.

On voit que les culs-de-sac pleuraux antérieurs *se touchent et s'entre-croisent* un peu au-dessus du milieu du sternum. Au-dessus et au-dessous de ce point, ils sont séparés par un espace triangulaire rétro-sternal : le triangle supérieur est petit et bas ; l'inférieur est étroit et très allongé ; là, le sternum répond immédiatement au péricarde.

Bords antérieurs des poumons. — Le bord antérieur du poumon droit suit le fond du cul-de-sac pleural. Le bord antérieur du poumon gauche, *échancré au niveau du cœur*, reste séparé du cul-de-sac pleural par un espace plus ou moins large par lequel on peut atteindre le péricarde et le cœur sans toucher au poumon : c'est au niveau des quatrième et cinquième espaces intercostaux gauches, immédiatement en dehors du sternum, qu'il faut ponctionner pour la paracentèse du péricarde.

Rapports avec les organes thoraciques. — **A droite.** — La *veine cave supérieure* suit le bord droit du sternum, débordant dans le deuxième et le troisième espace intercostal ; donc, un stylet enfoncé dans l'extrémité sternale de ces deux espaces atteindra la veine cave supérieure et le nerf phrénique accolé à son côté droit, après avoir perforé le poumon. Dans l'extrémité sternale du troisième, l'instrument ira toucher l'embouchure de la veine cave dans l'oreillette droite ; au fond du quatrième, il plongera en pleine oreillette droite ; il atteindra l'oreillette et l'embouchure de la *veine cave inférieure* à l'extrémité sternale du cinquième. Dans le sixième, il touchera le foie après avoir perforé la plèvre et le diaphragme.

A gauche. — Le sommet de la courbe aortique, profondément située, répond à l'extrémité sternale du premier espace intercostal : un instrument rasant le bord gauche du sternum pourra toucher, avec l'artère, les *nerfs phrénique* et *pneumo-gastrique*.

L'*artère pulmonaire* répond à l'extrémité sternale du deuxième espace intercostal gauche : dans le troisième, un instrument piquera le *ventricule gauche*, recouvert parfois par l'*auricule gauche*, tout près du sternum ; dans les quatrième et cinquième espaces intercostaux, l'instrument atteindra le *ventricule droit* près du sternum, et, plus en dehors, le *ventricule gauche*. — La *pointe du cœur* est dans le cinquième espace intercostal; elle répond à la cinquième côte.

Le *hile du poumon* répond à la moitié sternale du troisième cartilage costal et à l'extrémité sternale des deuxième et troisième espaces intercostaux.

ABDOMEN

Ombilic. — La cicatrice ombilicale est en contact avec le grand épiploon qui la sépare des anses de l'intestin grêle; dans la profondeur, elle répond à la partie inférieure du corps de la 4e vertèbre lombaire ou au ménisque qui unit la 4e vertèbre lombaire à la 5e, c'est-à-dire à l'angle de bifurcation de l'aorte. Une pointe fichée perpendiculairement dans l'ombilic d'un cadavre horizontalement couché pénètre le plus souvent dans l'angle formé par les deux artères iliaques primitives et perce toujours la veine iliaque primitive gauche.

Reconnaître la ligne blanche. — Visible sur les sujets dont le ventre est excavé, elle est toujours facile à sentir par la palpation, lorsqu'on tend, en la soulevant ou en la déprimant sur la ligne médiane, la paroi abdominale. Chez les femmes, elle est souvent marquée par une ligne pigmentée.

Muscle droit de l'abdomen. — Il s'insère par des languettes charnues à l'appendice xyphoïde, et aux cinquième, sixième et septième côtes; — et, d'autre part, par un très fort tendon sur le bord supérieur du pubis entre l'épine et l'angle. Il est contenu dans une loge aponévrotique, dont le feuillet antérieur très épais est formé dans ses deux tiers supérieurs par le tendon du grand oblique et la lame antérieure du tendon du petit oblique, dans le tiers inférieur par les tendons réunis du grand, du petit oblique et du transverse. C'est l'entre-croisement de toutes les fibres de ces tendons sur la ligne médiane qui constitue la ligne blanche.

M. à n. — A 1 centimètre en dehors de la ligne blanche préalablement reconnue, faites une longue incision du sternum au pubis ; après la peau, coupez l'aponévrose très résistante, et le muscle droit apparaît. Constatez que l'aponévrose adhère aux intersections aponévrotiques de ce muscle; détachez ces adhérences et dégagez le muscle de sa gaine. Sous sa face profonde, vous apercevrez l'*artère épigastrique*, branche de l'iliaque externe, qui monte s'anastomoser avec les rameaux descendants de la mammaire interne.

Ouraque et artères ombilicales. — L'*ouraque*, cordon étendu du sommet de la vessie à l'ombilic, est recouvert par le péritoine. C'est le vestige d'un canal, qui, chez l'embryon, fait communiquer, en passant par l'ombilic, la vessie et l'allantoïde.

Les *artères ombilicales* se présentent, chez l'adulte, sous la forme d'un cordon fibreux allant de la partie antérieure de l'hypogastrique à l'ombilic. La moitié postérieure de ce cordon, celle qui va de l'hypogastrique aux parties latérale et supérieure de la vessie, reste seule perméable chez l'adulte. La moitié antérieure chemine à côté de l'ouraque, de la partie supérieure et latérale de la vessie à l'ombilic. En haut,les artères ombilicales sont presque accolées à l'ouraque; en bas, elles s'en écartent d'un travers de doigt.

M. à n. — Incisez transversalement un peu au-dessus de l'ombilic toute l'épaisseur de la paroi abdominale antérieure, par deux incisions complémentaires abaissées verticalement sur les épines iliaques antéro-supérieures; taillez dans cette paroi un grand lambeau médian. Rabattez ce lambeau sur le pubis et regardez-le par sa face postérieure ou péritonéale : vous voyez sur la ligne médiane un petit cordon blanchâtre, partant de l'ombilic : c'est l'ouraque; et, de chaque côté, deux autres cordons, également blanchâtres, mais plus gros, partant du même centre ombilical : ce sont les artères ombilicales. Au niveau du détroit supérieur, elles sont croisées par le canal déférent chez l'homme, par le ligament rond chez la femme.

Fossettes inguinales. — Le péritoine, qui tapisse la moitié sous-ombilicale de la paroi abdominale antérieure, est soulevé par cinq organes qui cheminent au-dessous de lui ; d'où cinq saillies ou replis péritonéaux (Voy. sch. 74) : — un repli médian formé par l'ouraque; — deux replis, placés plus ou moins symétriquement de chaque côté du précédent, sortes de faux péritonéales soulevées par les artères ombilicales; — deux replis, placés symétriquement en dehors des précédents, peu saillants, dus au relief des artères épigastriques recevant dans leur courbe à concavité supérieure le canal déférent à sa sortie du trajet inguinal.

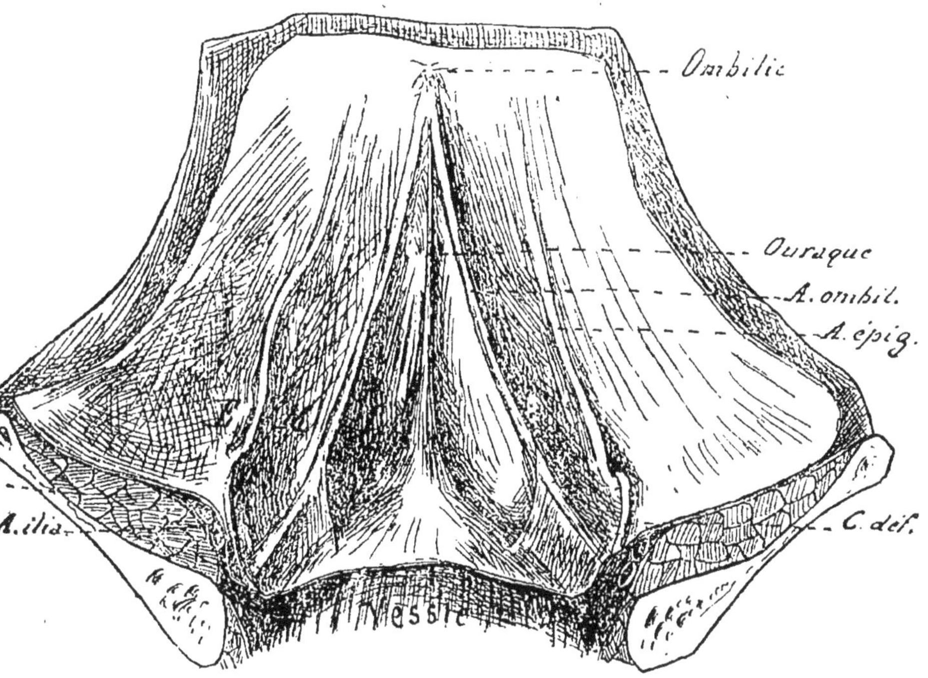

Sch. 74. — *Fossettes inguinales.*

Ces cinq replis limitent six fossettes, symétriquement disposées de chaque côté de la ligne médiane : — *a)* la *fossette vésico-pubienne*, ou *fossette inguinale interne* (I), intermédiaire au repli de l'ouraque et à la faux de l'artère ombilicale; — *b)* la *fossette inguinale moyenne* (M); profonde, intermédiaire à la faux ombilicale et à la saillie de l'épigastrique, elle répond au trajet inguinal et à son orifice cutané ; — *c)* la *fossette inguinale externe* (E); petite, peu marquée, sorte de *cicatrice péritonéale*, elle est placée en dehors de la saillie formée par l'artère épigastrique et répond à l'orifice péritonéal du canal ou trajet inguinal; parfois elle est creusée en infundibulum plus ou moins profond. C'est par la fossette inguinale externe, dans l'infundibulum, vestige du canal péritonéo-vaginal, que s'engagent les hernies inguinales, externes, le plus souvent d'origine congénitale, les hernies inguinales moyennes ou directes creusent la fossette moyenne et gagnent *directement* l'orifice cutané du canal inguinal.

M. à n. — Pour bien voir les saillies et les fossettes qu'elles limitent, il faut, après avoir taillé dans la paroi abdominale un large lambeau médian (Voir *Ouraque*), tirer ce lambeau en haut et légèrement en avant. On distingue alors trois petites dépressions ou fossettes au niveau de la région ilio-inguinale. Une *fossette interne* (*vésico-pubienne*), entre l'ouraque et l'artère ombilicale. – Une *fossette moyenne inguinale interne*) entre l'artère ombilicale et l'artère épigastrique; elle répond à l'orifice cutané ou externe du trajet inguinal; c'est le trajet des hernies inguinales directes de l'adulte. — Une *fossette externe* (*inguinale externe*), située en dehors des vaisseaux épigastriques; elle répond à l'orifice interne ou profond du trajet inguinal que suivent les hernies inguinales congénitales.

Vous remarquerez que je répète souvent les détails les plus importants : croyez que je le fais à dessein.

Veine ombilicale; grande faux du péritoine. — Chez l'adulte, la veine ombilicale se présente sous la forme d'un cordon fibreux, étendu de l'ombilic au sillon transverse du foie soulevant le péritoine sus-ombilical en un repli, la grande faux du péritoine ou ligament suspenseur du foie (Voy. sch. 75).

M. à n. — Après une incision transversale, passant par l'ombilic, de toute la paroi antérieure de l'abdomen, soulevez le lambeau supérieur ; vous apercevez alors la grande faux du péritoine, dirigée obliquement de gauche à droite et d'avant en arrière entre la paroi abdominale et la face antéro-supérieure du foie. Pincez entre vos doigts son bord inférieur, libre; vous le sentirez épaissi: c'est qu'il contient le cordon fibreux résultant de l'oblitération de la veine ombilicale.

SPLANCHNOLOGIE

Je ne puis passer en revue toute la splanchnologie et refaire devant vous l'anatomie du tube digestif, de ses annexes, des gros vaisseaux abdominaux. La situation, les rapports précis des organes abdominaux et pelviens doivent être pour vous connaissances familières ; d'ailleurs, les autopsies vous offrent de nombreuses occasions d'étudier ces organes, leur situation, leurs rapports, dans leurs variétés si nombreuses. Ne négligez point ces occasions. Je traiterai seulement ici quelques points sur lesquels des travaux récents ont attiré l'attention, satisfaisant ainsi aux besoins de la chirurgie abdominale, devenue hardie en raison de ses succès.

Ligaments triangulaires du foie. — Au nombre de deux, un de chaque côté de la ligne médiane. Le ligament gauche est constant : triangulaire, il va du bord postérieur de l'organe au diaphragme ; son bord antérieur est libre, saillant, arciforme. — Le ligament droit, beaucoup plus petit, manque souvent ; presque vertical, il va de l'extrémité du lobe droit du foie au diaphragme. — Les ligaments triangulaires représentent les extrémités du grand ligament coronaire.

M. à n. — L'abdomen étant largement ouvert, abaissez le foie ; plongez le regard entre le foie et le diaphragme : le ligament triangulaire gauche apparaît, tendu. — Le ligament triangulaire droit est plus difficile à voir : pour cela, abaissez le foie ; votre main, insinuée entre le foie et le diaphragme, tend à attirer l'organe à gauche ; bientôt l'extrémité des doigts rencontre le ligament que l'on peut saisir entre l'index et le médius.

Petit épiploon. — Repli péritonéal, allant de la petite courbure de l'estomac et de la première portion du duodénum au sillon transverse (hile) du foie ; sa partie moyenne, mince, laisse apercevoir par transparence le lobule de Spi-

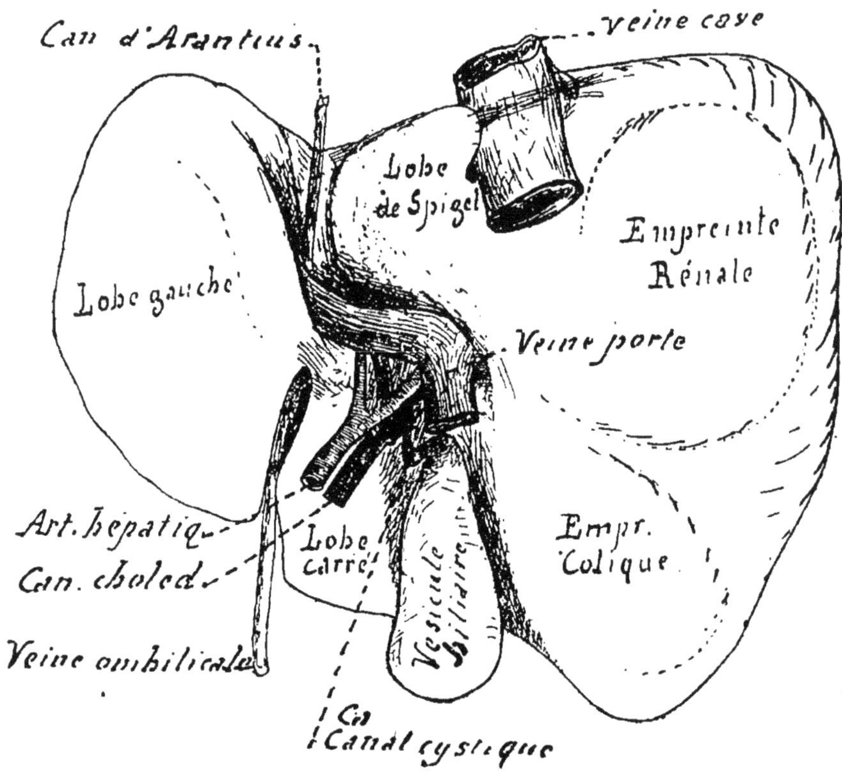

Sch. 75. — *Face inférieure du foie.*

gel ; sa partie droite, plus épaisse, renferme les organes du hile hépatique (artère hépatique, canal cholédoque, veine porte, etc.). Son bord droit est libre (Voy. sch. 77).

M. à n. — Soulevez le foie ; attirez en bas et à gauche l'estomac ; le petit épiploon apparaît tendu ; reconnaissez les organes contenus dans sa partie droite ; fendez ou déchirez le petit épiploon, vous ouvrez ainsi l'arrière-cavité des épiploons et mettez à nu le lobule de Spigel.

Hiatus de Winslow. — C'est un orifice, ou mieux un entonnoir, ouvert à droite et conduisant dans l'arrière-cavité des épiploons. Ce canal est long de 2 centimètres environ. Sa forme n'est point, comme on le dit, cylindrique : il ressemble plutôt à une

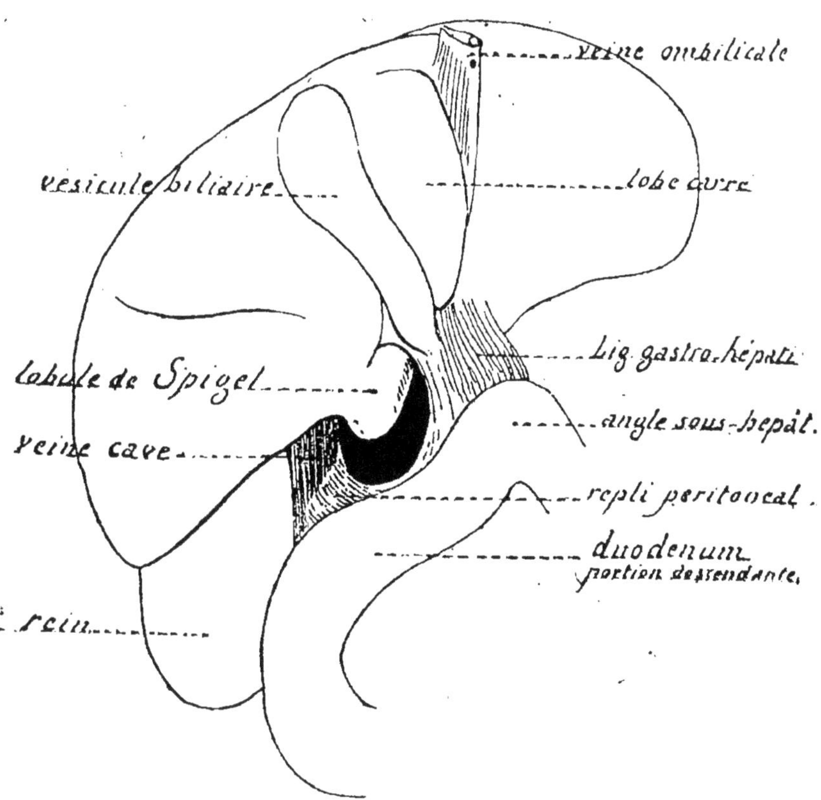

Sch. 76. — *Hiatus de Winslow ; ses rapports.*

gouttière à concavité supérieure, car le lobule de Spigel, descendant du foie, déprime la paroi supérieure du cylindre. — Sur le schéma 76, on peut voir que l'orifice a une forme en croissant à concavité supérieure. Il est ainsi, je vous le dis ; avant d'exécuter ce schéma, j'ai encore vérifié, sur 4 sujets, la forme et les rapports de l'orifice. Sa paroi antérieure est formée par le ligament hépato-duodénal (bord libre du petit épiploon). — La paroi postérieure est formée par la veine cave, proéminente. En bas, le contour de l'hiatus est formé par le péritoine qui se réfléchit de la veine cave sur le duodénum et par la portion descendante du duodénum ; l'artère hépatique

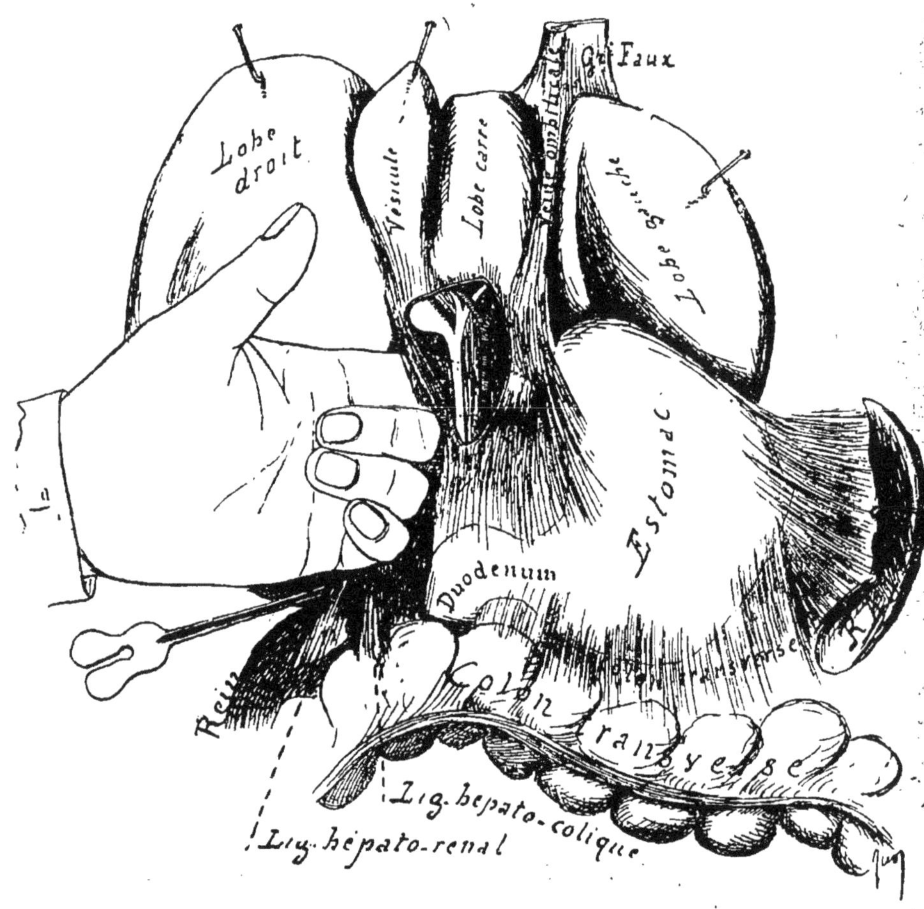

Sch. 77. — *Hiatus de Winslow.*

suit ce plancher de l'hiatus. — En haut, le contour de l'hiatus est formé par le lobule de Spigel. Ce lobule même fait hernie dans l'hiatus, lui formant comme une sorte d'opercule. *Un coup de couteau en ce point coupera à la fois les organes du hile du foie, veine porte comprise, et la veine cave.*

M. à n. — Pour pénétrer dans l'arrière-cavité des épiploons par son orifice ou hiatus de Winslow, il faut, après avoir soulevé le bord supérieur (ou antérieur) du lobe droit du foie, le chercher profondément entre le rein droit, la face inférieure du foie et l'angle supérieur ou sous-hépatique du duodénum, juste au-dessous et en dedans de la vésicule biliaire.

Là, l'index gauche engagé de droite à gauche pénètre dans un orifice assez large, bridé en avant par un pli séreux que le doigt peut soulever : le petit épiploon gastro-hépatique. Il constate alors que cet entonnoir, ou hiatus de Winslow, est limité de la façon suivante : en avant, entre l'index engagé dans l'orifice et le pouce placé devant, on pince un ligament assez épais, tendu entre le hile du foie (face inférieure) et l'angle supérieur ou sous-hépatique du duodénum : dans l'épaisseur de ce ligament hépato-duodénal ou suspenseur du duodénum (bord libre du petit épiploon), les doigts pincent et peuvent faire rouler une série de cordons plus ou moins épais ; ce sont de droite à gauche : 1° un cordon assez dépressible et peu saillant : le *canal cholédoque ;* 2° un cordon plus saillant, plus dur, véritable corde qu'on peut faire rouler entre les doigts : l'*artère hépatique* et sa branche pylorique ; 3° derrière ces cordons, qui le masquent en partie, ou mieux entre eux, on pince un organe plus mou, plus étalé, le *tronc de la veine porte* (Voy. sch. 77).

Ces trois cordons réunis et recouverts par le péritoine constituent le pédicule du foie, pénétrant dans ce dernier au niveau de son hile.

Pour apprécier l'étendue et la constitution de la paroi postérieure de l'hiatus, il faut tourner la pulpe de l'index engagé dans l'orifice, directement en arrière vers la paroi abdominale postérieure; alors on sentira sous la pulpe digitale un organe mou, dépressible, très large, dont le contenu fuit sous la pression du doigt qui le comprime sur la colonne vertébrale sous-jacente : c'est la *veine cave* qui, coiffée par le péritoine, forme la paroi postérieure ou libre de l'hiatus.

En haut le doigt heurte le lobule de Spigel.

En bas, l'hiatus est limité par la réflexion du péritoine de la veine cave sur le duodénum et par le duodénum. Le doigt qui cherche à déprimer le bord inférieur de l'orifice sent la bride péritonéale tendue de la paroi antérieure de l'hiatus à la paroi postérieure.

En résumé, relevez avec la main droite le lobe droit du foie : suivez avec l'index de la main gauche sa face inférieure le long de la vésicule biliaire : votre doigt pénètre dans un orifice : c'est l'hiatus de Winslow. Votre pulpe, tournée en avant, est bridée par l'épiploon gastro-hépatique contenant dans son épaisseur le canal cholédoque, l'artère hépatique et la veine porte. La face dorsale de votre doigt touche la veine cave ; son bord supérieur est contre le lobule de Spigel : son bord inférieur repose sur le feuillet réfléchi du péritoine et le duodénum.

Arrière-cavité des épiploons. — Poche diverticulaire de la grande cavité péritonéale, elle est située sous le foie, en arrière de l'estomac. Cavité virtuelle à l'état normal, elle présente trois parois : une paroi antérieure formée de haut en bas par la face inférieure du foie, le petit épiploon, et la face postérieure de l'estomac ; — une paroi postérieure répondant au diaphragme, à la capsule surrénale gauche et à la partie supérieure de la face antérieure du rein gauche ; — une paroi inférieure formée par le méso-colon transverse recouvrant l'angle duodéno-jéjunal et les anses de l'intestin grêle. — Le pancréas occupe l'angle que forme le méso-colon, paroi inférieure avec la paroi postérieure. — En haut la cavité est limitée par le diaphragme ; à gauche, par le repli gastro-splénique ; à droite par la veine cave et son méso. C'est sur son bord droit que se trouve l'hiatus de Winslow, qui fait communiquer l'arrière-cavité avec la grande cavité péritonéale. — *Chez le nouveau-né*, l'arrière-cavité des épiploons descend entre l'estomac et le colon, entre les deux lames du grand épiploon ; *chez l'adulte*, des adhérences s'établissent entre ces deux lames et ferment l'arrière-cavité. — Un repli péritonéal allant de la petite courbure de l'estomac au diaphragme divise l'arrière-cavité en deux loges communicantes : la loge droite et supérieure porte le nom de *loge rétro-hépatique* ou *loge du lobule de Spigel ;* la loge gauche, plus vaste, mérite le nom de *loge rétro-stomacale.*

M. à n. — Introduisez l'index dans l'hiatus de Winslow ; incisez transversalement sur votre doigt tout le petit épiploon ; la cavité est ainsi largement ouverte.

Un procédé plus instructif est celui qui consiste à inciser le grand épiploon le long de la grande courbure de l'estomac,

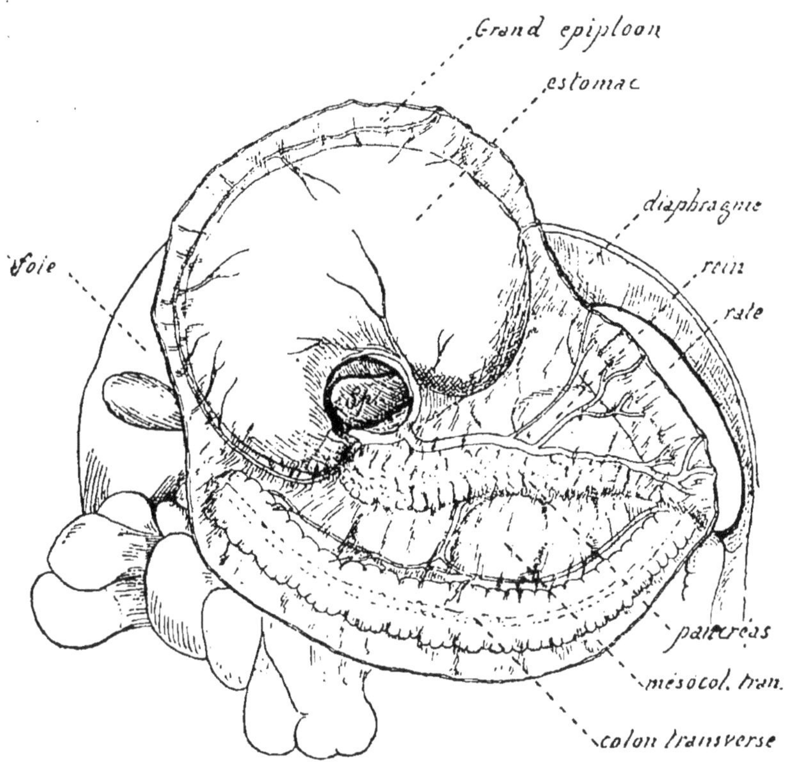

Sch. 78.— *L'arrière-cavité des épiploons.*

puis à soulever l'estomac. L'arrière-cavité, ouverte par sa partie inférieure, bâille largement dans sa partie rétro-stomacale : il vous est possible alors de voir le ligament triangulaire (ligament profond de l'estomac) ; insinuez votre doigt sous le bord inférieur de ce ligament ; vous pénétrerez dans la loge rétro-hépatique, *loge du lobule de Spigel.*

Pancréas. — Organe glandulaire, allongé transversalement sur la paroi postérieure de l'abdomen, du duodénum dans lequel sa *tête* est encadrée, jusqu'à la rate avec laquelle sa *queue* entre parfois en contact *rétro-péritonéal*, le pancréas répond à l'arrière-cavité des épiploons (Voy. sch. 78).

M. à n. — Incisez le grand épiploon le long de la grande courbure de l'estomac ; soulevez l'estomac ; le pancréas apparaît, jaunâtre, granuleux, au travers du mince feuillet péritonéal qui le recouvre. — Séparez avec délicatesse la tête et l'anse duodénale qui l'encadrent, vous trouverez le canal de Wirsung, conduit excréteur principal, allant s'aboucher avec le canal cholédoque à l'ampoule de Vater, dans la deuxième portion du duodénum. — L'artère splénique suit le bord supérieur du pancréas, logée dans une gouttière glandulaire.

Tronc cœliaque. — Tronc commun duquel se détachent trois grosses artères : l'hépatique, la splénique et la coronaire stomachique ; il naît de l'aorte, immédiatement au-dessous du diaphragme ; la coronaire s'en détache la première ; un peu plus loin, le tronc se bifurque en splénique et hépatique.

M. à n. — Soulevez le lobe gauche du foie ; reconnaissez la petite courbure de l'estomac ; incisez le petit épiploon ; l'artère coronaire, *soulevant un repli péritonéal*, suit la petite courbure et vous conduit au tronc cœliaque.

Estomac. — Portion pylorique. — La portion pylorique comprend deux parties : *l'antre ou vestibule pylorique et le canal pylorique, séparés par le sillon prépylorique*. L'antre, ou vestibule pylorique, rétréci en forme d'entonnoir, continue le corps de l'estomac. Le canal pylorique, ou pylore, est un canal long de 2 centimètres environ, cylindrique, à parois épaisses, finissant vers le duodénum par un bourrelet épais, tangible.

M. à n. — Soulevez le lobe gauche du foie, reconnaissez et prenez l'estomac ; constatez qu'il se rétrécit en descendant vers l'intestin ; en même temps, vous sentirez que sa paroi s'épaissit de plus en plus ; cet épaississement finit brusquement par un bourrelet plus épais, le pylore ; au delà, c'est le duodénum.

Duodénum. — Le duodénum, *anse fixe de l'intestin grêle*, est la portion de l'intestin grêle comprise entre le *pylore* et le *jéjunum*, portion fixée à la paroi abdominale postérieure.

Situation. — Situé très profondément, derrière le péritoine, le duodénum est recouvert par toute la masse de l'intestin grêle mobile, le colon transverse et la portion pylorique de l'estomac.

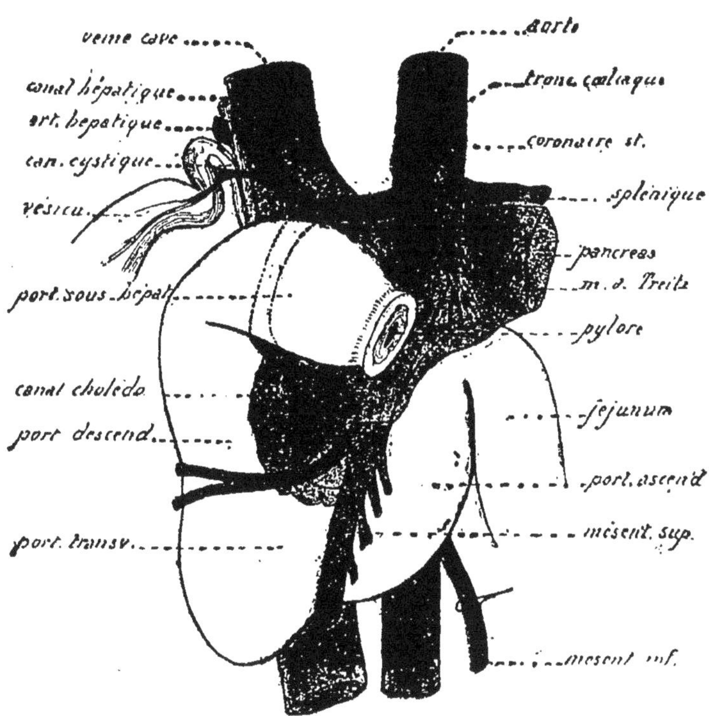

Sch. 79. — *Le duodénum.*

Limites. — On lui assigne habituellement, comme limites, le pylore, d'une part, et, d'autre part, le lieu de passage au-devant de lui des vaisseaux mésentériques supérieurs. Il est plus juste de lui considérer comme limite inférieure l'angle jéjuno-duodénal soutenu par le *muscle suspenseur de Treitz.* Il est divisé par les auteurs classiques en trois portions : p. horizontale supérieure, p. descendante, p. horizontale inférieure. En fait, il se compose de quatre parties : p. initiale ou sous-hépatique, p. descendante ou prérénale, p. transverse ou préaortique, p. ascendante (Voy. *Traité d'Anatomie humaine*, t. IV, p. 249, *Appareil digestif*, par Jonnesco).

Rapports avec le péritoine. — Une partie seulement de la portion initiale est entourée complètement d'un feuillet péritonéal ; le reste du duodénum est extra-péritonéal ; le péritoine n'en recouvre que la face antérieure.

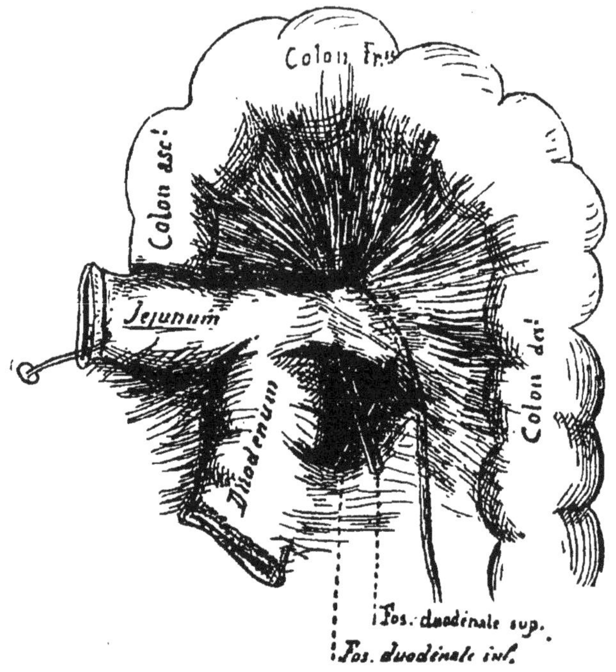

Sch. 80. — *Fossettes péritonéales du duodénum* (d'après Jonnesco).
Le jéjunum a été attiré à droite pour montrer la portion ascendante du duodénum

Fossettes péritonéales du duodénum. — Ordinairement le péritoine forme deux fossettes à gauche de la portion ascendante (4e portion) du duodénum. — 1° La *fossette duodénale inférieure*, limitée en avant par le *repli duodénal inférieur;* elle a la forme d'une corne d'abondance à ouverture supérieure et à sommet inférieur ;

2° La *fossette duodénale supérieure*, en forme de hotte renversée, regarde en bas.

M. à n. — Pour voir ces fossettes, il faut rejeter vers la droite toute la masse mobile de l'intestin grêle et suivre avec le bec d'une sonde cannelée la paroi gauche de la quatrième portion du duodénum.

Quelquefois ces deux fossettes manquent et sont remplacées par une autre fossette, la fossette *jéjuno-duodénale*, ou *mésocolique*. — Située au point même où le duodénum se continue avec le jéjunum, cette fossette s'engage dans l'épaisseur de la racine du mésocolon transverse.

M. à n. — Pour la voir, tendez vers la droite la portion initiale du jéjunum ; alors, entre l'angle jéjuno-duodénal et le feuillet inférieur du mésocolon transverse, on voit l'orifice de la fossette.

Gros intestin. — Le gros intestin commence au niveau de la fosse iliaque droite par un cul-de-sac (*cœcum*), dans lequel vient s'aboucher l'intestin grêle (*valvule iléo-cœcale*) ; il finit à l'*anus*.

Le gros intestin encadre dans sa courbure en forme de ? les anses de l'intestin grêle ; on l'a divisé en 7 portions qui sont du cœcum vers l'anus : le *cœcum;* le *colon ascendant*, le *colon transverse;* le *colon descendant*; le *colon iliaque ;* le *colon pelvien* (ancienne S iliaque) et le *rectum*.

Cœcum et appendice. — C'est le cul-de-sac initial du gros intestin ; il finit en haut à l'abouchement de l'iléon.

Situation. — Il est situé ordinairement dans la fosse illiaque droite, quelquefois plus bas dans la cavité du petit bassin, ou plus haut dans la cavité abdominale, au-dessous du foie.

Rapports avec le péritoine. — Le cœcum est un organe intra-péritonéal, libre et mobile (Bardeleben, Trèves, Jonnesco). Il est entouré complètement par le péritoine, et c'est à tort que les auteurs classiques en ont fait un organe extra-péritonéal.

Situation de l'appendice vermiforme. — Ce rudiment d'une portion du cœcum primitif est toujours complètement entouré de péritoine et *fixé par un méso.* — Sa situation est très variable. Ordinairement libre et mobile au-dessous du cœcum, dans la fosse iliaque droite, il est quelquefois situé derrière le cœcum accolé à sa face postérieure ou couché dans une des fossettes péri-cœcales.

M. à n. — Après incision cruciale de la paroi abdominale, cherchez dans la fosse iliaque droite : le plus souvent, le cœcum apparaît ; quelquefois, il est masqué par des anses d'intestin grêle. — Contournez avec le doigt le cul-de-sac cœcal, vous vous assurerez qu'il est libre, mobile, intrapéritonéal ; — en même temps vous découvrirez l'appendice que l'on ne trouve pas toujours du premier coup.

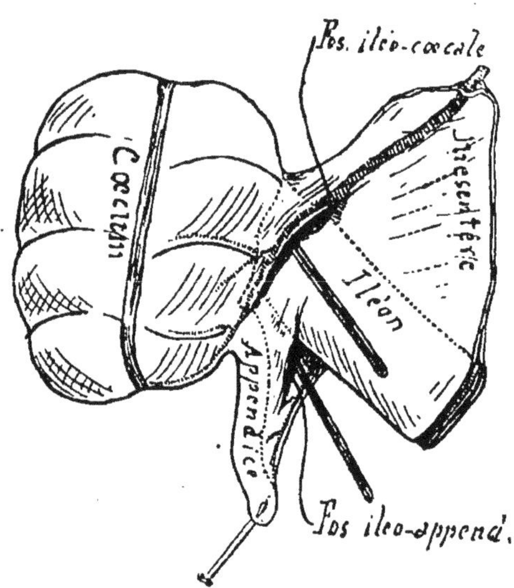

Sch. 81. — *Fossettes péri-cœcales* (d'après Jonnesco). Le cœcum et l'iléon sont vus par la face antérieure dans la situation normale. L'appendice a été tiré en bas pour rendre béant l'orifice de la fossette iléo-appendiculaire.

Fossettes péritonéales péri-cœcales. — On en décrit trois :

1° L'*iléo-cœcale supérieure*, située en avant du point où l'iléon aborde le cœcum, est limitée en avant par un repli constant : le *repli mésentérico-cœcal* qui renferme l'artère iléo-cœcale, antérieure ;

2° L'*iléo appendiculaire* ou *iléo-cœcale inférieure*, située entre l'iléon et l'appendice : ses limites sont : en avant, le repli séreux *iléo-appendiculaire ;* en arrière, le mésentère de l'appendice (Voy. sch. 81) ;

3° Les *fossettes rétro-cœcales* sont situées derrière le cœcum.

M. à n. — Découvrez le cœcum ; soulevez le fond du cul-de-sac et cherchez l'appendice : tirez légèrement sur l'appendice pour tendre les replis mésentériques; la fossette iléo-appendiculaire apparaîtra au fond de l'angle iléo-cœcal ; — tirez légèrement sur l'iléon, en l'abaissant un peu; vous verrez la fossette iléo-cœcale, au fond de l'angle iléo-colique. — Renversez le cœcum en haut pour voir les fossettes rétro-cœcales.

Colon ascendant. — Il commence à l'abouchement de l'iléon dans le gros intestin, monte dans le flanc droit jusqu'à la face inférieure du foie, où il décrit une courbe en S pour se continuer avec le colon transverse ; *angle droit* ou *hépatique du colon ;* il est en rapport avec la face antérieure du rein droit.

Colon transverse. — Commence sous le foie et finit sous la rate, *à l'angle gauche* ou *splénique du colon;* il décrit un arc à concavité postérieure ; devient très profond dans sa moitié gauche; il est rattaché à la paroi par un long méso, le *méso-colon transverse.*

Colon descendant. — D'ordinaire vide et contracté, il commence sous la rate et descend dans le flanc gauche, sur la paroi abdominale postérieure, en suivant le bord convexe du rein gauche.

Colon pelvien. — Dans un travail récent, Jonnesco a montré, d'accord avec Trèves et Von Samson, que l'anse du colon, dite S illiaque, habitait ordinairement la cavité pelvienne : il a proposé de donner à cette portion du gros intestin le nom de *colon* pelvien. Ayant eu l'occasion de vérifier maintes fois, et une fois de plus aujourd'hui devant vous, l'exactitude de cette description, j'adopte le terme de *colon pelvien.* Il faut donc entendre par colon pelvien la portion du gros intestin située dans la cavité du petit bassin. Il est formé par une longue anse très mobile, allant du bord interne de la fosse iliaque gauche (muscle psoas gauche) au corps de la troisième vertèbre sacrée : on l'appelle encore *anse pelvienne du colon.*

Situation. — L'anse pelvienne du colon est entourée de toutes parts par le péritoine et présente un très long mésentère : le *méso-colon pelvien.*

M. à n. — Rien de plus facile que la mise à nu des différentes portions du colon. Seule la mise à nu de l'*anse pelvienne* présente quelque intérêt. Par une incision parallèle à la moitié externe de l'arcade fémorale, coupez toute l'épaisseur de la paroi abdominale à deux travers de doigt au-dessus de l'arcade. Ceci fait, plongez deux doigts dans la fosse iliaque gauche, écartez les anses grêles qui se présentent, et saisissez le colon descendant, facilement reconnaissable par ses bandelettes musculaires et ses franges épiploïques. Cherchez à attirer ce colon hors de la plaie, *il ne viendra pas, car* son méso est fort court. Par contre, en tirant sur son bout inférieur, vous retirerez de la cavité pelvienne l'anse pelvienne du colon : vous serez surpris de la longueur de cette anse et de la mobilité qu'elle doit à son long méso. — Répétez souvent cette petite opération et habituez-vous ainsi à pratiquer l'*anus contre nature*, si utile et si facile à établir.

Fossette péritonéale sigmoïde. — Au niveau de la racine du mésocolon pelvien, au-devant de la symphyse sacro-iliaque gauche, on voit une fossette péritonéale, quelquefois très profonde : c'est la *fossette sigmoïde.*

M. à n. — Pour la voir, relevez et renversez en haut l'anse pelvienne du colon et son mésentère.

Cavité pelvienne. — Fermée en bas par un diaphragme musculaire (releveur de l'anus), elle communique largement en haut, au niveau du détroit supérieur, avec la grande cavité abdominale dont elle n'est que la partie la plus déclive.

Vessie, rectum, vésicules séminales, prostate. — Sur l'homme, la cavité pelvienne est occupée par la vessie, le rectum, les vésicules séminales, la prostate, les canaux déférents, la partie inférieure des uretères, le *colon pelvien* et quelques anses d'intestin grêle.

M. à n. — La vessie doit être cherchée immédiatement en

arrière et au-dessus de la symphyse pubienne ; — le rectum est tout au fond, accolé à la concavité du sacrum; entre la vessie et le rectum, le péritoine s'enfonce en un cul-de-sac, *cul-de-sac recto-vésical ou cavité de Douglas*, dont le fond est à 5 ou 7 centimètres de l'anus.

Déchirez avec les doigts le péritoine au fond de ce cul-de-sac, vous trouverez entre la vessie et le rectum les vésicules séminales et la portion attenante du canal déférent; l'extrémité inférieure des uretères est plus en dehors, soulevant le péritoine en un petit repli, presque toujours visible. Tout au fond du cul-de-sac, vous sentirez le bord supérieur de la prostate. Pour mieux voir la prostate, il faut la détacher du rectum, besogne facile, car ces deux organes sont unis par un tissu celluleux, lâche, séreux.

Utérus, ligaments larges et ronds, trompes, ovaires. — Chez la femme, la cavité pelvienne contient, sur la ligne médiane : l'utérus interposé au rectum et à la vessie; et, sur les côtés, les ligaments larges, les trompes et les ovaires. De chaque côté de l'utérus, se détachent les ligaments larges, allant transversalement aux parois latérales de la cavité pelvienne ; ils forment une véritable cloison transversale divisant la cavité pelvienne en deux loges : une loge antérieure, *vésicale*, une loge postérieure, *rectale*.

M. à n. — Inclinez l'utérus à droite ou à gauche pour tendre le ligament large gauche ou le droit ; — constatez que le bord supérieur de chaque ligament large est feuilleté en trois ailerons qui irradient de l'angle utérin correspondant; l'aileron antérieur contient le ligament rond qui va se perdre dans le trajet inguinal ; — l'aileron moyen, long, méso-salpynx, flottant, contient la trompe utérine terminée par un pavillon frangé ; regardez par transparence cet aileron ; il renferme les débris du corps de Wolff, organe de Rosenmuller, canaux sinueux branchés sur un même canal, à la façon des dents d'un peigne ; — l'aileron postérieur, plus court, porte l'ovaire.

Le péritoine, en se réfléchissant du rectum sur le canal

utéro-vaginal, forme un cul-de-sac, *fosse recto-vagino-utérine*, ou *cavité de Douglas*, dont le fond descend à 2 ou 3 centimètres sur la paroi postérieure du vagin, à 4 ou 5 centimètres de l'orifice anal. — Un trousseau musculaire (lig. utéro-sacré), allant de l'utérus au rectum, soulève le péritoine et forme de chaque côté un repli (*repli semi-lunaire de Douglas*). Ainsi la grande cavité de Douglas est divisée en trois compartiments : un médian, recto-vagino-utérin, cul-de-sac de Douglas proprement dit, et deux latéraux, fosses recto-pelviennes ou fossettes ovariennes, parce qu'elles sont situées au-dessous de l'ovaire qui peut les occuper.

Reins. — Capsule surrénale. — Ganglion semi-lunaire. — D'ordinaire, je me contente de vous rappeler aussi brièvement que je le puis, la situation et les rapports principaux de l'organe *à trouver* ; ici, je suis obligé de faire plus, et de reviser les rapports du rein. Ces rapports, épars dans quelques bonnes thèses, Recamier, Hallé, etc., sont insuffisamment traités dans la plupart des classiques.

Les reins, au nombre de deux, sont *asymétriquement* placés de chaque côté de la colonne vertébrale : le droit descend à 5 ou 10^{mm} plus bas que le gauche. Organes abdominaux, *rétro-péritonéaux*, ils tendent, à cause de la concavité du diaphragme, à s'enfoncer vers le thorax : d'où les difficultés de leur exploration en clinique. Ils reposent sur un plan musculaire, capitonnant un plan ostéo-fibreux ; ce plan ostéo-fibreux, squelette de la région rénale, est constitué par la dernière vertèbre dorsale, les trois premières lombaires, les deux dernières côtes, les apophyses costiformes (transverses des auteurs) des trois premières vertèbres lombaires et les ligaments costiformes ; — le diaphragme en haut, le psoas en dedans et le carré des lombes en arrière forment le revêtement musculaire de la loge rénale.

Rapports. — *Face postérieure.* — Le douzième nerf intercostal, le plexus lombaire, les deux abdomino-génitaux, les artères et veines lombaires répondent à la face postérieure du rein. Le diaphragme sépare le tiers supérieur de cette face postérieure du cul-de-sac pleural inférieur : un couteau enfoncé d'arrière en avant dans le onzième espace intercostal blesserait l'extrémité supérieure du rein après avoir perforé la plèvre et le diaphragme.

Les rapports des faces antérieures et des bords sont différents à droite et à gauche :

R. dr. — La moitié supérieure de la face antérieure du rein droit entre en contact avec le foie sur lequel elle creuse la *facette renale;* le cul-de-sac hépato-rénal du péritoine s'insinue entre les deux organes, le colon ascendant et l'angle qu'il forme à sa jonction avec le colon transverse (angle sous-hépatique) couvrent la moitié inférieure, appliquée au rein par un méso très court. — La portion descendante du duodénum (deuxième portion) longe le versant antérieur du bord interne, la veine cave répondant directement à ce bord.

R. g. — La face antérieure du rein gauche est divisée en deux parties inégales par le méso-colon transverse : la partie inférieure, *sous-mésocolique*, revêtue par le péritoine, bombe dans la cavité abdominale, en rapport avec la veine mésentérique, les vaisseaux coliques supérieurs gauches et les anses de l'intestin grêle ; la moitié supérieure, *sus-mésocolique*, est elle-même divisée en deux parties par l'insertion du repli spléno-rénal : une partie externe en rapport avec la rate dont elle est séparée par le recessus péritonéal spléno-rénal, et une partie interne qui, croisée par le pancréas et l'artère splénique, répond à la face postérieure de l'estomac dont elle est séparée par l'arrière-cavité des épiploons (Voy. sch. 78). — Le colon descendant longe le bord externe du rein gauche et contourne son extrémité inférieure ; l'aorte est en rapport avec le bord interne.

Le sommet des deux reins est coiffé par la capsule surrénale qui descend un peu plus bas sur la face antérieure de l'organe que sur sa face postérieure.

L'extrémité inférieure des reins, plus éloignée de l'axe vertébral (6 cent.) que la supérieure (3 cent.), descend à environ deux travers de doigt (3 à 4 cent.) de la crête iliaque.

M. à n. — L'abdomen étant largement ouvert, reconnaissez le bord antérieur du foie, soulevez-le et confiez-le à un aide ; plongez le regard sous la face intérieure ; le recessus hépato-rénal bâille et le rein droit apparaît ; avec l'ongle de l'index déchirez le péritoine dans le fond de ce cul-de-sac hépato-rénal ; décollez avec le rein la capsule surrénale adhérente au foie ; dégagez le bord interne de la capsule contiguë à la veine cave inférieure ; soulevez la capsule et reconnaissez en arrière d'elle le **ganglion semi-lunaire** et les nerfs splanchniques qui abordent la pointe externe de ce croissant ganglionnaire, après avoir perforé le diaphragme.

A gauche, il suffit de relever les anses grêles pour apercevoir la saillie formée par la face antérieure du rein ; ouvrez l'arrière-cavité des épiploons et soulevez l'estomac (Voy. sch. 78) pour découvrir la partie supérieure du rein, croisée par le pancréas, coiffée par la capsule surrénale.

Uretères. — Le conduit excréteur du rein commence par une sorte d'entonnoir, le *bassinet*, logé en grande partie dans la cavité du hile rénal ; il descend, avec les vaisseaux spermatiques, au-dessous du péritoine, sur le psoas, croise l'artère iliaque externe près de la bifurcation de l'iliaque primitive, franchit la ligne innominée et pénètre dans la cavité pelvienne. Là, il chemine, appliqué d'abord sur la paroi latérale de l'excavation pelvienne, en rapport avec les vaisseaux hypogastriques, puis il se dévie en dedans, décrit une courbe à concavité antérieure, supérieure et interne, croise la base de la vésicule séminale et le canal déférent et aborde l'angle postéro-latéral de la base de la vessie. — Chez la femme, il suit le bord externe, le bord inférieur et la partie la plus déclive du bord interne du ligament large ; dans cette dernière partie de son trajet, les uretères sont en rapport avec l'artère utérine, le col utérin (à 1 centimètre et demi environ du bord utérin), les culs-de-sac vaginaux et la paroi antérieure du vagin.

Exploration. — Le point où l'uretère pénètre dans l'excavation pelvienne, en croisant le détroit supérieur, est important à déterminer sur l'abdomen entier. « Il est exactement, dit Tourneur, sur la ligne horizontale qui unit les deux épines iliaques antérieures et supérieures au tiers de la longueur de cette ligne, un peu au dessus cependant. » Hallé le trouve à l'intersection de deux lignes, l'une horizontale et transversale, partant de l'épine iliaque antérieure et supérieure, l'autre verticale, montant de l'épine pubienne.

M. à n. — L'abdomen étant largement ouvert par une incision cruciale, rejetez à gauche les anses de l'intestin grêle et confiez-les à un aide ; reconnaissez l'artère iliaque externe droite, vous trouverez facilement le cordon blanchâtre de l'uretère qui croise l'artère près de son origine. Si vous êtes gêné par le cœcum, décollez-le et rejetez-le à droite. Du côté gauche, il vous suffira de rejeter à droite les anses de l'intestin grêle pour apercevoir, sous le péritoine transparent, l'uretère, bandelette blanchâtre, descendant sur le fond rouge du psoas.

Sur les sujets gras, l'uretère n'est plus visible, il faut chercher le canal par dissection, dans la couche graisseuse sous-péritonéale. Prenez garde que, à droite comme à gauche, l'uretère adhère plus au péritoine qu'aux parties profondes; en décollant le péritoine, vous pouvez entraîner le canal avec la séreuse et le perdre.

CRÂNE ET CERVEAU

Il m'est impossible de passer ici en revue toute l'anatomie des centres nerveux.

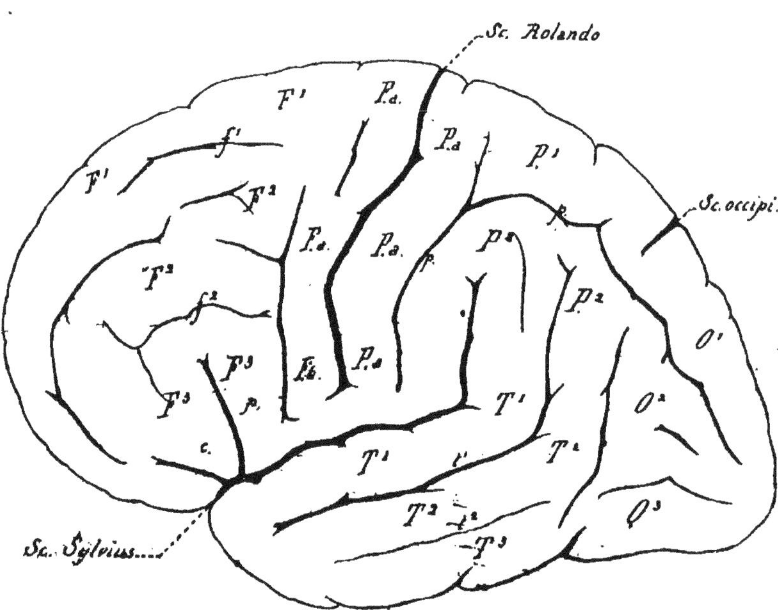

Sch. 82. — *Circonvolutions, scissures et sillons de la face externe.*

Je dois me borner à vous donner, pour rafraîchir vos souvenirs :

1° Un schéma de la face externe des circonvolutions ;

2° Un schéma de la coupe transversale du cerveau ;
3° Un schéma de la base du crâne avec la nomenclature

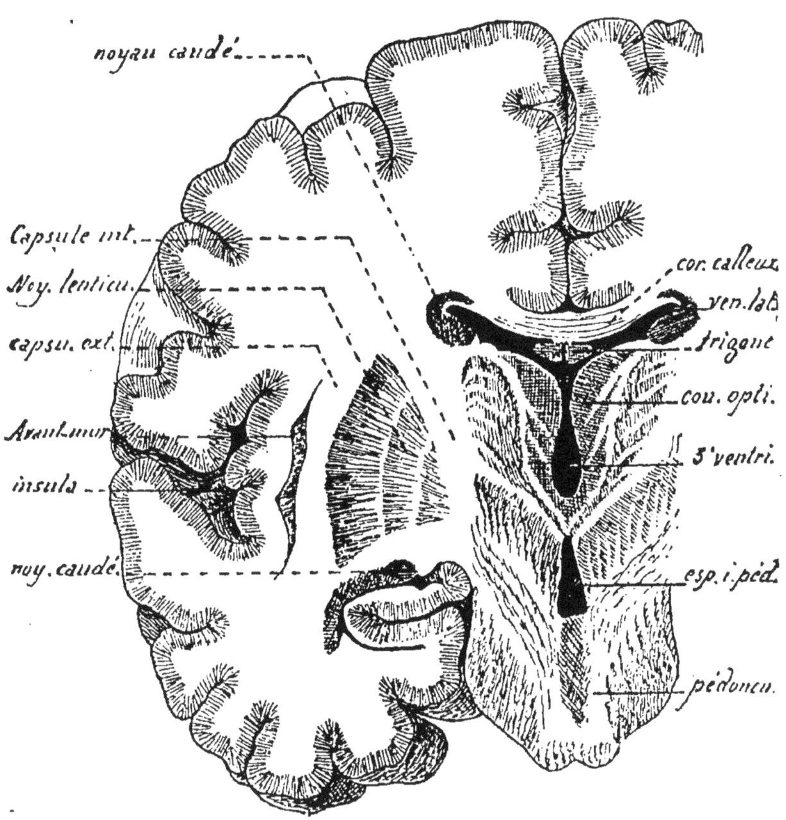

Sch. 83. — *Cerveau* (coupe transversale).

des trous dont elle est percée et des organes qui passent dans ces conduits osseux.

ÉTAGE SUPÉRIEUR OU FRONTO-ETHMOIDAL	ÉTAGE MOYEN OU
Trou borgne Veinule. Prolongement dure-mérien.	**Fente sphénoïdale** N. Oculo-moteur commun (III). N. Pathétique (IV). N. Oculo-moteur externe (VI). N. Nasal } (Ophthalmie de Willis, V). N. Frontal } N. Lacrymal } Racine sympathique du ganglion ophthalmique. Branche de l'Art. méningée moyenne. Veine ophthalmique.
Sillons de l'Art. méningée antérieure.	
Trous de la lame criblée N. Olfactif (I). N. Ethmoïdal (filet ethmoïdal du rameau nasal de la branche ophthalmique de Willis du Trijumeau, V). Art. ethmoïdale antérieure. Art. ethmoïdale postérieure.	**Trou grand rond** N. Maxillaire supérieur (V).
Trou ethmoïdal externe Nerf ethmoïdal. Art. ethmoïdal antérieure.	**Trou ovale** N. Maxillaire inférieur (V). Art. petites méningées et veines satellites.
Trou fronto-ethmoïdal antérieur Art. ethmoïdale antérieure. Nerf ethmoïdal.	**Trou petit rond** Art. méningée moyenne et veines satellites.
Trou fronto-ethmoïdal postérieur Artère ethmoïdale postérieure. Filet nerveux méningien de l'oculo-moteur commun (III).	**Trou de Vésale** N. petit pétreux superficiel (VII). N. petit pétreux profond (IX).
Trou optique Nerf optique (II). Artère ophthalmique.	**Trou déchiré antérieur** (horizontalement traversé par) N. grand pétreux superficiel (VII). } (N. Vidien) N. gr. pétreux profond (IX). } Racine sympathique du ganglion de Meckel. } Art. branche de la pharyngienne inférieure.

SPHÉNO-TEMPORAL	ÉTAGE POSTÉRIEUR OU OCCIPITAL
Canal carotidien Art. Carotide interne entourée par le plexus nerveux carotidien.	**Conduit auditif interne** N. facial (VII). N. intermédiaire de Wrisberg (VII). N. auditif (VIII). Art. auditive interne.
Hiatus de Fallope N. grand pétreux superficiel. N. grand pétreux profond. Art. du nerf facial.	**Trou du bord supérieur du rocher (fossa subarcuata)** Artériole se rendant à l'oreille interne.
Conduit parallèle à cet hiatus N. petit nerf pétreux superficiel. N. petit nerf pétreux profond.	**Aqueduc du vestibule** Art. branche de la pharyngienne infér. Veines allant au sinus pétreux infér. Sac endolymphatique.
	Trou mastoïdien Artère et veines mastoïdiennes.
	Trou déchiré postérieur N. glosso-pharyngien (IX). N. pneumo-gastrique (X). N. spinal (XI). N. branche de la pharyngienne infér V. Jugulaire interne. Anastomose entre la jugulaire interne et le sinus pétreux inférieur.
	Trou condylien antérieur N. hypoglosse (XII). Art. branche de la pharyngienne infér. Veine condylienne antérieure.
	Trou condylien postérieur Anastomose entre veine cervicale profonde et sinus latéral.
	Trou occipital Bulbe rachidien. N. spinal (XI). Art. vertébrale.

TABLE DES MATIÈRES

MEMBRE SUPÉRIEUR

I. — Épaule

II. — Aisselle

III. — Bras

IV. — Coude

V. — Avant-bras

VI. — Poignet

VII. — Main

MEMBRE INFÉRIEUR

I. — Hanche

II. — Cuisse

III. — Genou

IV. — Jambe

V. — Cou-de-pied

VI. — Pied

FACE

COU

CAVITÉ THORACIQUE

ABDOMEN

SPLANCHNOLOGIE

CRANE ET CERVEAU

TABLE DES SCHÉMAS

TOURS, IMP. DESLIS FRÈRES, 6, RUE GAMBETTA.

www.ingramcontent.com/pod-product-compliance
Ingram Content Group UK Ltd.
Pitfield, Milton Keynes, MK11 3LW, UK
UKHW012025240726
13965UKWH00002B/572